DE

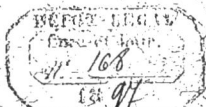

L'ALCOOLISME

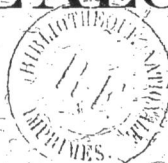

AU POINT DE VUE

DE LA PROPHYLAXIE ET DU TRAITEMENT

PAR

Le Dr Fr. BARGY

ANCIEN EXTERNE DES HÔPITAUX DE PARIS,
INTERNE DES ASILES DE LA SEINE ET DE L'INFIRMERIE SPÉCIALE DU DÉPÔT,
MÉDAILLE DE BRONZE DE L'ASSISTANCE PUBLIQUE.

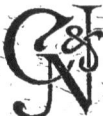

PARIS

GEORGES CARRÉ ET C. NAUD, ÉDITEURS
3, RUE RACINE, 3

1897

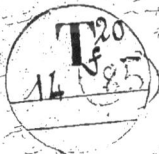

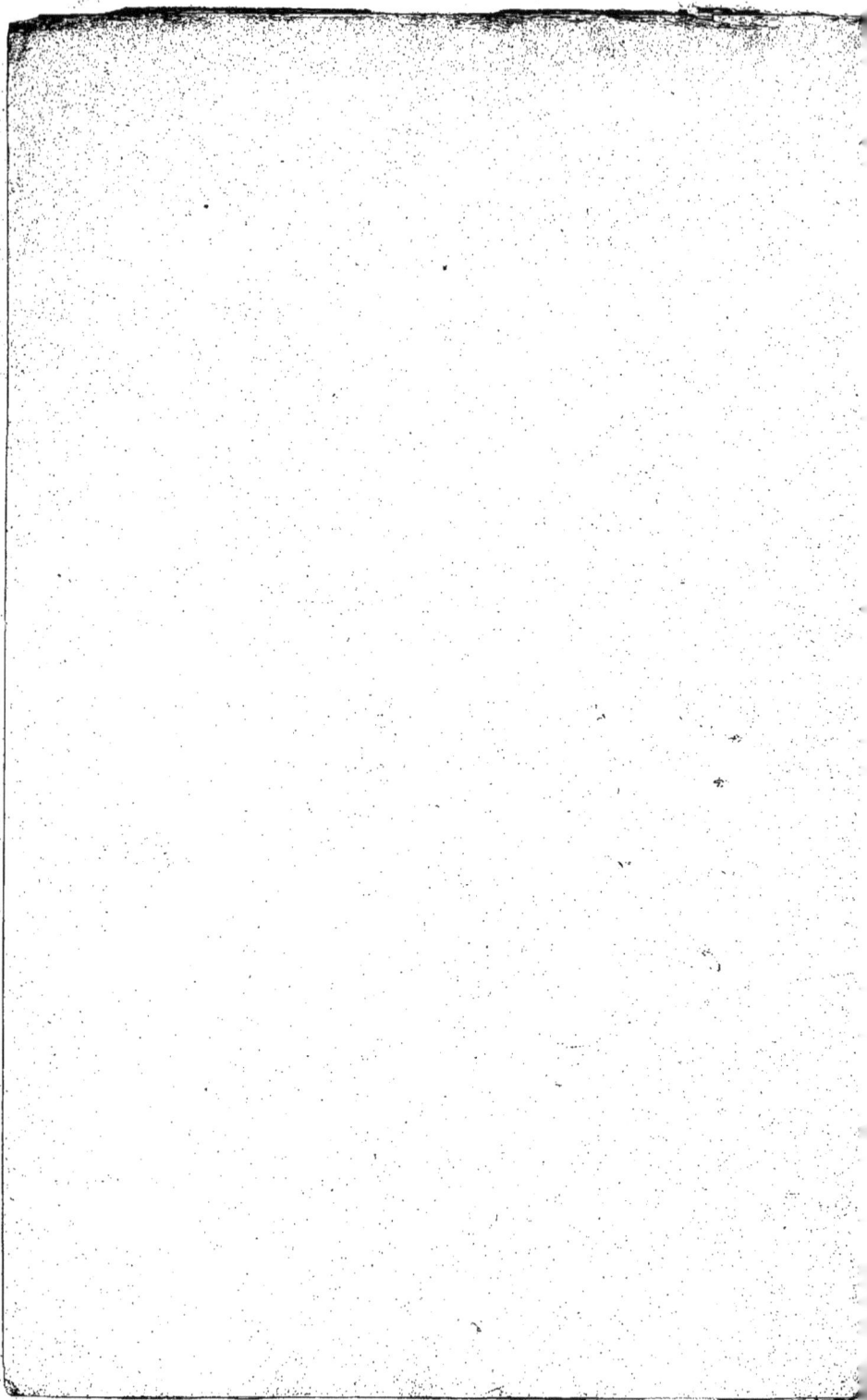

DE

L'ALCOOLISME

AU POINT DE VUE

DE LA PROPHLAGIE ET DU TRAITEMENT

DE

L'ALCOOLISME

AU POINT DE VUE

DE LA PROPHYLAXIE ET DU TRAITEMENT

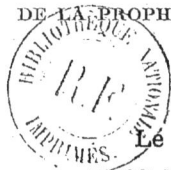

PAR

Le Dʳ Fr. BARGY

ANCIEN EXTERNE DES HÔPITAUX DE PARIS,
INTERNE DES ASILES DE LA SEINE ET DE L'INFIRMERIE SPÉCIALE DU DÉPÔT,
MÉDAILLE DE BRONZE DE L'ASSISTANCE PUBLIQUE.

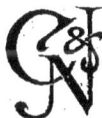

PARIS

GEORGES CARRÉ ET C. NAUD, ÉDITEURS

3, RUE RACINE, 3

—

1897

AVANT-PROPOS

La question de l'alcoolisme est à l'ordre du jour :
depuis de longues années déjà, elle préoccupe médecins et philanthropes, tous ceux en un mot qui ont quelque souci de l'intérêt général de l'humanité.

C'est une question extrêmement complexe, difficile
à envisager sous toutes ses faces ; par certains de ses
côtés, elle relève directement du médecin, par d'autres,
au contraire, elle intéresse plus spécialement le légis-
lateur, l'ami de la société. Aussi les uns comme les
autres, s'attaquant à ce passionnant sujet, ont-ils déjà
fait couler bien des flots d'encre. Cependant la question
reste entière, donnant lieu chaque jour à de nombreuses
controverses.

Dans le premier ordre d'idées, certains auteurs, se
spécialisant, pour ainsi dire, ont traité de la toxicité des
alcools ; ils ont cherché quels poisons renfermait ce
liquide tentateur et perfide, aux épouvantables effets
sur l'organisme ; et ils en ont expérimenté le pouvoir
nocif.

D'autres, s'inspirant de ces résultats, ont étudié la
dégénérescence de l'individu et de la race par l'alcool.

Partant de ses ravages sur l'individu, ils ont conclu, montrant dans quel état d'infériorité mettait la masse d'un peuple vis-à-vis d'un autre l'usage et l'abus des boissons alcooliques.

D'autres enfin, effrayés de ces conclusions, se sont efforcés d'enrayer le mal en faisant la prophylaxie et le traitement de l'alcoolisme. Ils se sont préoccupés de l'avenir de la race et ont cherché à guérir de leur malheureuse passion ceux-là même qui s'étaient laissés entraîner à boire.

C'est précisément sur ce point que s'est portée particulièrement notre attention.

Dans le second ordre d'idées, certaines discussions, portées à la Tribune parlementaire, sont encore présentes à toutes les mémoires, et une nouvelle intervention est proche qui mettra en lumière les réformes à établir sur l'alcool, sur son impôt et sa réglementation, tant au point de vue de la vente que de la consommation.

De nombreuses sociétés se sont formées pour arrêter le fléau dans sa marche; et maintenant déjà se dessine nettement le mouvement de défense contre ce dernier.

Depuis nombre d'années, le corps médical en France réclame, mais en vain, la possibilité d'un traitement spécial des alcooliques.

C'est vers ce but que tendent nos efforts, et en mettant la question nettement au point, nous résumerons en quelques mots nos désirs : d'une part, traitement de la maladie sociale, ou prophylaxie de l'alcoolisme ;

d'autre part, traitement de la maladie individuelle, ou traitement de l'alcoolique. Telles seront les deux grandes divisions de cet ouvrage.

Dans l'exposé qui va suivre, on trouvera plutôt le résumé de nos recherches bibliographiques ; nous n'avons fait qu'un travail de sélection, recueillant et choisissant ce qui nous paraissait le plus propre à atteindre notre but. Nous y avons ajouté quelques chapitres personnels, que nous signalerons en temps utile, au cours de l'étude que nous avons entreprise.

Mais avant d'aller plus loin, nous devons remercier tous ceux qui ont facilité notre tâche, tant dans notre éducation médicale, que dans l'élaboration de ce modeste travail.

A Bichat, nous avons pu apprécier et aimer les familières causeries cliniques de notre respecté maître, M. le Dr Roques, dont nous fûmes longtemps l'externe, et nous en conserverons toujours un excellent souvenir.

De tous les services hospitaliers que nous avons fréquentés à Paris, nous ne pouvons passer sous silence ceux de MM. Rendu, Audhoui, Quénu et Picquet, à qui nous sommes redevables d'une grande part des connaissances acquises.

MM. les Drs Briand et Vallon, médecins en chef de l'asile de Villejuif, ont su, à l'aide de leurs bienveillants conseils, nous guider dans l'étude des maladies mentales.

Antérieurement déjà, mais trop peu longtemps, nous avions pu apprécier la courtoisie de M. le Dr Fal-

ret, qui de sa parole persuasive, savait nous instruire
agréablement.

Une grande part de notre reconnaissance revient
encore à M. le Dr Paul Garnier, qui a bien voulu, au
cours des causeries que l'étude des malades de l'Infirmerie spéciale nous permettait d'avoir avec lui, parfaire notre éducation d'aliéniste et aplanir les difficultés
de notre sujet, en nous inculquant pour ainsi dire une
part de sa grande expérience.

MM. les Drs Sérieux, Pactet, Arnaut, Legras, nous
ont été précieux pour leurs magistrales indications et
leurs conseils amicaux.

Enfin, notre frère, le D^r Em. Bargy, médecin en
chef de l'asile de la Cellette, qui a toujours mis à notre
disposition les résultats de son expérience personnelle,
ne pourrait être oublié.

Nous devons savoir gré à M. le professeur Joffroy
de nous avoir fait l'honneur de vouloir bien accepter
la présidence de notre thèse.

INTRODUCTION

Les alcools que, sous des noms divers, l'on consomme tous les jours sont des poisons. Les expériences
physiologiques si remarquables du Dr Laborde l'ont
largement prouvé. Ces preuves ont été confirmées par
MM. Joffroy et Serveaux dont les expériences sur la
toxicité des alcools et des impuretés que renferment
la plupart des boissons distillées ont été faites avec une
scrupuleuse conscience au moyen de procédés scienti-
fiques d'une indiscutable valeur.

Et cependant combien de gens se livrent, s'aban-
donnent même à cette terrible passion du boire ! et
nous les voyons ensuite peupler nos hôpitaux, voire
même nos asiles d'aliénés.

Bien mieux, l'effet de cet alcool les poursuit jusque
dans leur descendance, dont il produit la décrépitude,
presque l'anéantissement.

« L'alcool, dit Sérieux, est le pourvoyeur des hôpitaux, des hospices d'incurables, des asiles d'aliénés,
d'idiots et d'épileptiques, des dépôts de mendicité, des
établissements pénitentiaires de toute nature... Il constitue un des facteurs les plus puissants de la déchéance

d'un peuple....., ses ravages dépassent de beaucoup ceux des plus meurtrières épidémies ».

Et cependant le peuple semble l'ignorer, le nombre des victimes de cet alcool augmente de jour en jour et menace de tout envahir, si l'on n'y met un frein.

Aussi est-il utile, nécessaire même d'écarter ces ignorants du danger qui les menace ; pour l'avenir de la race, il faut lutter contre ce terrible fléau.

Pour cela deux moyens sont à notre disposition : mettre la société en état de défense, lui fournir des moyens suffisants pour résister à l'alcoolisme et le terrasser, mettre en garde ceux qui n'ont pas encore été entraînés, arracher les autres aux étreintes du mal, et les empêcher de retomber dans les mêmes excès.

C'est là tout le traitement de l'alcoolisme : comme nous l'avons dit précédemment, l'un des moyens vise la société tout entière, l'autre s'adresse à l'individu.

Dans le premier cas, il s'agit de trouver des mesures capables d'arrêter l'augmentation de consommation de l'alcool, et par là d'enrayer en partie le mal. C'est la prophylaxie de l'alcoolisme.

Dans le second, nous nous trouvons en présence d'individus déjà atteints par l'alcool ; le but que nous devons réaliser, c'est de les arracher à la passion du boire, et de les armer suffisamment pour la lutte qu'ils auront à subir de nouveau. C'est le traitement de l'alcoolique.

Prophylaxie et traitement, telles sont les grandes divisions des moyens à employer pour la lutte contre l'alcoolisme.

Nous aurons donc à analyser successivement les
diverses mesures prophylactiques employées, à indiquer
ensuite celles de ces mesures qui nous paraîtront les
plus pratiques pour notre pays, et nous terminerons
par l'étude du traitement de l'alcoolique, du buveur
d'habitude comme on dit encore. Ce que nous cher-
chons en effet, ce n'est pas le traitement des divers états
produits par l'alcoolisme, mais celui de cette passion
qui le pousse à boire des liquides alcooliques, persuadé qu'avec l'ivrognerie disparaîtront tous les malaises causés par l'absorption de ces liquides toxiques.

PREMIÈRE PARTIE

PROPHYLAXIE DE L'ALCOOLISME

Multiples sont les moyens prophylactiques qui ont été indiqués ou tentés pour enrayer, ou diminuer tout au moins la consommation de l'alcool.

De nombreux renseignements ont été puisés par nous dans le rapport de M. Ladame au Congrès de Clermont-Ferrand (1894), dans celui présenté aux Chambres par M. Guillemet, dans le discours de M. Le Jeune à la Société des Prisons (16 décembre 1896), ainsi que dans un certain nombre d'articles publiés par différents auteurs.

Pour la clarté de la description des moyens prophylactiques proposés, nous avons cru devoir les classer en quelques catégories.

On a longtemps discuté sur l'essence même de la maladie appelée alcoolisme, et de nos jours encore l'entente n'est pas complète.

Pour les uns, l'alcoolisme proviendrait de l'absorption d'un alcool quelconque, tous les alcools, l'alcool éthylique, comme les alcools supérieurs, étant essentiellement toxiques, question de degré à part. La cause de l'alcoolisme est ici la quantité.

Pour d'autres, si l'alcoolisme a pris des proportions si considérables cela provient de ce que l'on consomme de mauvais alcools, on incrimine surtout la qualité des produits.

Enfin une dernière opinion consiste à considérer l'alcoolisme comme dépendant surtout de l'individu, c'est une question de terrain, de prédisposition. N'est pas alcoolique qui veut : il faut avoir un tempérament spécial ; ce n'est pas surtout parce que vous avez absorbé de l'alcool que vous devenez alcoolique, mais bien parce que votre tempérament ne pouvait supporter l'alcool ; l'alcoolisme tient surtout à l'individu. Deux opinions, dans ce dernier mode d'interprétation, peuvent encore être soutenues ; pour les uns, le buveur est devenu volontairement alcoolique, il aurait pu ne pas boire, il est responsable de ses actes ; pour les autres, au contraire, le fait de boire amène avec lui la passion irrésistible du boire, et l'individu qui en est atteint doit être tenu pour irresponsable, c'est un malade qui a droit à un traitement. De plus, s'il a bu, c'est qu'il ne connaissait pas les inconvénients de cet alcool, on doit l'instruire.

D'où trois catégories de moyens prophylactiques :

1° La quantité d'alcool étant cause de l'alcoolisme, il faut ou supprimer totalement l'alcool, tant les boissons fermentées, que les boissons distillées, ou tout au moins en diminuer la production et la consommation ;

2° La qualité de l'alcool, étant la cause de la maladie, il faut surveiller cette qualité et ne laisser vendre que des produits sains, il faut rectifier l'alcool ;

3° Enfin l'alcoolisme tient surtout à l'individu. Si cet individu est censé responsable, il faut le punir des désordres ou des délits commis sous l'influence de l'alcool; s'il n'est pas responsable, et s'il est ignorant, il faut le traiter et l'éclairer.

En résumé, les moyens prophylactiques consistent dans :

1° *La suppression ou diminution de la vente des boissons alcooliques ;*

2° *La rectification des alcools destinés à la fabrication des boissons spiritueuses ;*

3° *La répression de l'ivrognerie par des lois, ou bien son traitement dans des maisons spéciales, et la propagande antialcoolique.*

I. — SUPPRESSION OU DIMINUTION DE LA VENTE DES BOISSONS ALCOOLIQUES

A l'heure actuelle, nombreuses sont les personnes et nombreux sont les médecins qui considèrent l'alcool comme étant un produit essentiellement toxique, et qui ne devrait être employé sous forme de liqueur ou de boisson hygiénique (vin, bière, cidre) que par prescription médicale ; pour eux, l'alcool ne doit être employé que comme médicament.

La valeur qu'on lui a attribuée comme aliment ou fortifiant est absolument illusoire, c'est un coup de fouet, qui peut produire aussitôt après l'absorption une certaine excitation, une apparence d'augmentation de force, mais qui ne tarde pas à amener ensuite une diminution de l'énergie première, et la somme de l'excitation et de la dépression qui suit serait inférieure à la force normale.

Son action nuisible sur l'organisme est lente et ne produit des effets qu'il n'est possible de constater qu'après des mois et même des années d'usage de ces boissons ; ces effets peuvent retentir spécialement sur certains organes de l'individu, le foie, l'estomac, le cerveau, mais on peut dire d'une façon générale que l'alcool abrutit l'individu.

On conçoit donc que l'idée soit venue de chercher à obtenir de nos mœurs la suppression de l'usage des boissons alcooliques.

Mais d'autre part, si l'on songe au grand nombre d'industries ou de commerces qui vivent du produit de la fabrication ou de la vente de ces boissons, et aux nombreux viticulteurs pour qui la vigne est la seule ressource, on comprendra que l'on ait hésité longtemps et que l'on ait cherché d'autres combinaisons, avant de demander la suppression pure et simple de la fabrication et de la vente des alcools.

Prohibition totale. — Cependant des essais de suppression ou plutôt de prohibition totale et absolue, autrement dit, d'interdiction de la fabrication et de la vente des boissons alcooliques, ont été tentés en Amérique il y a de longues années. « En 1735, le gouver- « neur James Oglethorpe obtint du parlement britan-

« nique une loi de prohibition pour sa colonie de
« Géorgie » (Ladame, congrès de Clermond-Ferrand),
loi qui resta lettre morte, il est vrai.

Cette prohibition fut réclamée en 1835 par le général J. Appleton pour l'État du Maine. La proposition
fut discutée longuement dans les assemblées, et donna
lieu à de grandes luttes politiques.

Enfin le 2 juin 1885, la Chambre et le Sénat accep-
taient le bill du général Neal Dow, d'après lequel la
vente et la fabrication des boissons alcooliques étaient
interdites d'une façon absolue pour l'État du Maine.

Depuis, la question a pris une grande extension
dans tous les États d'Amérique, et les luttes politiques
se font entre prohibitionnistes et non prohibitionnistes.

Plusieurs autres États (New-Hampshire, Vermont,
Iowa, Kansas, North-Dakota et South-Dakota) ont depuis adopté chez eux la prohibition absolue des boissons alcooliques.

Mais il est bien difficile de se prononcer sur les
résultats obtenus, d'après les rapports des auteurs
américains ; tout chez eux est exagéré ; leurs statistiques elles-mêmes sont le plus souvent volontairement
erronées. Cependant il semblerait que le système pro-
hibitionniste ait été plutôt favorable. L'État du Maine,
réputé autrefois le plus pauvre, serait devenu un des
plus riches. Toutefois, certains auteurs, non prohibitionnistes, prétendent, il est vrai, que la débauche et
l'immoralité auraient augmenté, et qu'on verrait plus
d'aliénés et de criminels dans les États à prohibition ;

ils attribuent cela au grand nombre de débits clandes-
tins qui s'y sont fondés et y agissent en toute sécurité.

En Europe, la prohibition n'a pas encore eu beaucoup de partisans, et aucun État n'a voulu en tenter
jusqu'à présent l'essai. Il est juste de dire qu'en Amérique les lois de prohibition ont failli provoquer une
révolution dans plusieurs États, et que des révoltes
partielles s'y sont même produites.

Option locale. — En Suède et Norvège, en Angleterre, en Hollande, en Russie, on a adopté cependant
la prohibition totale, mais dans certaines villes seulement, c'est ce que l'on a nommé l'*option locale*. Ces États
laissent aux villes la liberté d'interdire la vente et la
fabrication des alcools. Mais la mesure doit être réclamée par les deux tiers ou les trois quarts au moins
des habitants pour pouvoir être appliquée.

Il serait bien difficile encore à l'heure actuelle de
faire accepter ces idées-là en France. L'opinion n'y est
pas préparée, et beaucoup trop d'intérêts sont en jeu.
Beaucoup même de ceux qui acceptent l'idée de la nocuité de l'alcool sont opposés à des remèdes si absolus.
Beaucoup pensent que l'homme peut boire du vin, du
cidre ou de la bière sans trop d'inconvénients, pourvu
toutefois qu'il n'en fasse pas abus.

Prohibition partielle. — En Norvège, on pensait
ainsi, et on avait empêché la vente, non pas de toutes
les boissons renfermant de l'alcool, mais seulement des

BARGY. 2

boissons distillées, dites encore spiritueuses. L'usage du vin, de la bière et du cidre était toléré.

Disons tout de suite que les résultats n'ont pas répondu à l'attente, et que, dans plusieurs villes, on a dû transformer la prohibition partielle en prohibition absolue.

Majoration de l'impôt sur l'alcool. — Nous accordons volontiers que la suppression totale de la production de l'alcool est impossible; il faut au moins rechercher la diminution de cette production. La vente d'un produit est d'autant plus considérable que le prix en est plus modique. Si nous augmentons par un impôt le prix de revient des boissons alcooliques, la vente baissera fatalement, et il s'en consommera moins. Tel est le principe qui a guidé les hygiénistes qui ont proposé l'impôt sur l'alcool. Beaucoup de nations se sont empressées de recueillir l'idée et d'en tirer profit; il y avait en effet là pour elles une grande source de revenus pour leur budget. En veut-on connaître les résultats? laissons parler M. Le Jeune : « La Belgique, dit-il, par des majorations successives, a décuplé son impôt sur l'alcool, pendant que le vice alcoolique s'enracinait chez elle et que l'absorption d'alcool s'élevait progressivement jusqu'au chiffre de 13 litres par habitant ».

En France, en 1831, avec une accise de 18 fr. 70, la consommation était de 2^l,24 à 50° par habitant, aujourd'hui elle est de 8 litres, avec un droit de 156 francs par 100 litres d'alcool à 100°; à Paris l'octroi porte ce droit à 266 fr. 07.

En Angleterre, l'alcool paye un droit de 477 francs ;
et voici ce qu'en disait, en 1871, M. Boscher, rappor-
teur de la commission des Finances, à ceux qui récla-
maient des surtaxes : « Puisque vous parlez d'ivrognerie,
avez-vous été de l'autre côté du détroit ? Avez-vous été
à Londres ? Avez-vous vu ces palais richement illu-
minés, gin's palaces, ces palais de gin ? Ils sont très
beaux à l'extérieur, mais pénétrez. Qu'est-ce que vous
y voyez ? l'ivresse, l'ivrognerie abrutie et hébétée ! Eh
bien, c'est de l'ivresse à 500 francs l'hectolitre ».

Réduction du nombre des débits. — Certains auteurs ont cru devoir attribuer au nombre croissant des
débits l'augmentation proportionnelle des alcooliques
ou des ivrognes. Aussi plusieurs gouvernements ont-
ils limité le nombre des débits. Mais les résultats n'ont
pas encore répondu à l'attente, et l'on n'a pu enregistrer
une diminution notable de la quantité d'alcool con-
sommé. L'essai a été fait en Hollande, en Écosse et
dans quelques cantons suisses ; et c'est à peine si les
statistiques ont constaté un arrêt dans l'augmentation
de la consommation. En Hollande cependant on a eu
quelque espoir, mais il a été déçu dans les années qui
ont suivi. On a dit que l'effet moral de la loi avait fait
plus que la loi elle-même.

Le nombre des cabarets y avait été pourtant réduit
presque de moitié ; de 43,950 débits (ce sont les chiffres
donnés par M. Le Jeune), elle est arrivée à n'en avoir
plus que 24,000 en l'espace de 12 ans. Or, le chiffre de
consommation, quoique un peu moindre, ne correspond

pas à la diminution du nombre des débits ; la moyenne de consommation était d'abord de 9ˡ,75 à 50°, elle n'est descendue qu'à 8ˡ,96.

En Angleterre, il y avait, en 1883, 565 cabarets par 100,000 habitants, en Irlande 357 et 346 en Écosse, et cependant cette dernière consommait 7ˡ,95, l'Irlande 4ˡ,54, l'Angleterre 2ˡ,95 par habitant.

Depuis, le nombre des cabarets y a été diminué : en 1883, il y avait 1 cabaret par 370 habitants, et, en 1894, il n'y en avait plus que 1 par 430. Malgré la propagande antialcoolique, et les mesures énergiques du gouvernement, la consommation ne fléchit que de 5,4 pour 100, et on est consterné à l'aspect si révoltant des « Gin-Palaces, ces vastes établissements, dans lesquels le débit de 100 ou 200 cabarets supprimés se concentre ». (Le Jeune).

Système des hautes licences. — L'augmentation du taux des licences ne saurait non plus, à elle seule, fournir des résultats satisfaisants. La tentative en a été faite aux États-Unis, et voici ce qu'en dit M. Le Jeune : « Le taux des licences, 1,000 dollars (5,000 francs) pour les cabarets de la catégorie supérieure, 500 dollars pour les autres, atteste que l'expérimentation, commencée en 1882, a été complète et est décisive aujourd'hui. Après un recul qui n'a duré que deux ou trois années, avec la coïncidence exacte d'une crise économique, la passion de l'alcool se ressaisit, en quelque sorte, et la consommation reprend une marche ascendante qui n'a plus été interrompue et dans laquelle elle dépassait, dès 1890, le chiffre de 1885 ».

II. — *RECTIFICATION DES ALCOOLS DESTINÉS A LA FABRICATION DES BOISSONS SPIRITUEUSES.*

Nous avons passé en revue jusqu'à présent les mesures prophylactiques dont le but était d'atteindre la diminution de consommation des boissons alcooliques et nous en avons discuté la valeur; étudions maintenant celles que préconisent les auteurs qui pensent que tous les alcools ne sont pas également toxiques et que certains, l'alcool éthylique en particulier, suffisamment dilués, peuvent être utilisés dans l'alimentation.

Nous n'avons pas la prétention de discuter ici le degré de toxicité des divers alcools que l'on trouve dans l'industrie; nous avons déjà dit que des expériences avaient été faites sur ce point; un de nos amis, le Dr Antheaume, en a fait le sujet de sa thèse inaugurale. Tout le monde est d'accord pour dire que tout alcool est un poison; mais les avis divergent, croyons-nous, dès qu'il est question du degré de toxicité.

Certains, s'autorisant de ce que l'alcoolisme était presque inconnu chez nous, avant la perte partielle de nos vignes, sous des influences diverses, au nombre desquelles se range particulièrement le phylloxera, prétendent que l'alcoolisme provient surtout de la substitution de produits articifiels aux produits naturels du raisin dans la confection des boissons.

Selon eux, il faut faciliter la reconstitution de nos vignobles, obtenir des produits naturels; en tout cas et surtout rectifier les produits que nous livre l'industrie.

Deux systèmes de rectification ont été préconisés et essayés : dans l'un, l'État se charge lui-même de cette rectification, dans l'autre, il confie ce soin à des particuliers, à des Sociétés de tempérance. C'est le monopole de la vente des alcools par l'État ou par des Sociétés.

Monopoles de l'État. — La rectification de l'alcool sous le contrôle de l'État a conquis bien des partisans, et de nombreux projets dans ce sens ont été présentés aux divers parlements européens.

Un des premiers en date est celui qui fut présenté en Allemagne, il y a quelques années déjà, par M. de Bismark; mais il n'eut aucun succès.

Celui, présenté aux Chambres autrichiennes, ne fut pas plus heureux et fut également rejeté.

En Suisse, en Russie, au contraire, le monopole fonctionne déjà et nous en dirons quelques mots plus loin.

Des hommes de haute valeur, au nombre desquels nous signalerons particulièrement M. Le Jeune, déjà tant nommé dans le cours de cet ouvrage, veulent aussi faire accepter un projet de monopole au gouvernement belge.

En France, la question a été agitée maintes fois, et plusieurs projets qui ont été élaborés par des personnes d'une compétence incontestable, ont fait beaucoup de bruit. Toutefois nous ne ferons que signaler les noms de MM. Turquan, Loubet, Fleury-Ravarin, Maujan et Vaillant, pour nous arrêter plus particulièrement aux systèmes préconisés par MM. Alglave et Guillemet.

Projet de M. Alglave. — Le premier doit surtout attirer notre attention par ce fait qu'il est plutôt un acheminement vers le monopole que le monopole proprement dit. Si nous avons bien compris l'idée de ce projet, M. Alglave voudrait établir, en quelque sorte, une concurrence entre les grands distillateurs et l'État. Ce dernier achèterait de l'alcool et le rectifierait pour le revendre ensuite. Le débitant pourrait néanmoins se fournir ailleurs, mais en payant une taxe considérable. M. Alglave avait imaginé pour cela un procédé assez ingénieux, mais qui a été légèrement tourné en ridicule.

L'État créerait un type unique de bouteilles, une sorte de bouteille légale, qui seule aurait cours pour la vente. Le prix d'une bouteille serait le même, que cette bouteille soit pleine ou vide. De plus ces bouteilles, achetées pleines, seraient cachetées et scellées d'un sceau particulier, l'analogue du timbre du tabac.

La déduction est facile à tirer.

Si le commerçant achète à l'État, directement, rien n'est plus simple. Si, au contraire, il veut acheter aux

distillateurs, aux particuliers, il lui faudra, pour empor-
ter son alcool, se procurer ces fameuses bouteilles du
type adopté ; d'où augmentation fatale du prix de revient
par rapport à celui consenti par l'État, et préférence
marquée en faveur de ce dernier.

Peut-être, dira-t-on, que cette sorte de contrainte,
cette pression exercée, creuse en faveur de l'État un
avantage trop considérable, et qu'ainsi sera établie une
concurrence déloyale entre lui et les distillateurs.

D'après M. Alglave, il n'en est rien, car si le commerçant achètera toujours de préférence à l'État, le
distillateur sera également libre de vendre lui-même ses
produits à l'État.

Le prix du litre serait de 10 francs, laissant 20 pour
100 de bénéfice aux débitants et 10 pour 100 aux marchands en gros.

Quant à l'État, il aurait naturellement, avec ses usines
de rectification, son immense stock de bouteilles légales.

Projet de M. Guillemet. — M. Guillemet, qui a
étudié à fond le système précédent, lui fait un reproche
qui montre bien le but poursuivi par nos hommes politiques. Il trouve que 10 francs c'est trop faire payer
un litre d'alcool, et que c'est « tuer la poule aux œufs
d'or et oublier que ce produit doit être notre réserve
de guerre ». La dépense nécessitée par l'achat des usines
et des bouteilles serait trop considérable.

Aussi l'a-t-il modifié dans le sens suivant : L'État
achèterait les alcools d'industrie, comme précédemment,
mais il les ferait rectifier à des usines particulières,

bien outillées pour cela, sous le contrôle d'un expert chimiste, nommé par lui, et résidant dans l'usine.

L'alcool rectifié serait alors vendu en fût ou en bouteilles, avec la garantie du gouvernement.

Seuls les alcools de vin, cidre et poiré ne seraient pas soumis à la rectification. Le viticulteur, qui voudrait distiller son vin, serait tenu d'avoir un appareil perfectionné, contrôlé par l'État; un compteur serait en outre adapté à cet appareil et cet alcool serait soumis à un droit de 400 francs par hectolitre. Par opposition, les 100 litres d'alcool rectifié, qui reviendraient à l'État à 50 francs environ, seraient vendus 500 francs.

Cette légère réduction des droits permettrait aux agriculteurs de soutenir la concurrence des grands industriels, et nos eaux-de-vie naturelles pourraient reprendre un peu de leur ancienne splendeur.

Il laisse aux bouilleurs de cru une part de leurs anciens privilèges, en tolérant le prélèvement de 40 litres d'eau-de-vie à 50°.

Tel est, en résumé, le projet que son auteur doit présenter aux Chambres, lorsque sera discutée la question de l'impôt sur l'alcool.

Le but poursuivi y est plutôt l'approvisionnement du budget que la recherche de mesures hygiéniques, bien que M. Guillemet affirme que « son principal objectif ne soit pas de donner des recettes au Trésor, mais de lutter contre le mal le plus épouvantable de notre époque (1) ».

_____

(1) Un cinquième du monopole serait affecté à l'organisation de la lutte contre l'alcoolisme.

Monopole suisse. — Le monopole suisse diffère assez peu du précédent ; c'est toujours l'État qui rectifie ou fait rectifier, mais ici la distillation des vins est libre, sans contrôle, ce qui est une grande porte d'entrée à la fraude.

Ce que nous pouvons reprocher à ces deux systèmes, c'est leur trop grande tolérance vis-à-vis des débitants. On oublie qu'ils sont trop intéressés à vendre la plus grande quantité possible de liqueurs, et qu'ils se font souvent les grands propagateurs de l'alcoolisme. Dans le projet de M. Guillemet, ils auraient 100 pour 100 de bénéfice en vendant l'eau-de-vie o fr. 10 le petit verre. Nous pensons que c'est là un bénéfice beaucoup trop considérable, voire même exorbitant.

Monopole russe. — Aussi en Russie, ce n'est plus le débitant ordinaire qui vend au détail, c'est un fonctionnaire, qui, lui, n'a aucun intérêt à vendre le plus possible.

C'est sans doute un progrès vis-à-vis des autres, et cependant on peut lui faire tout autant qu'aux autres d'ailleurs, un certain nombre d'objections.

Discussion. — Tout projet de monopole est nécessairement insuffisant pour détruire l'alcoolisme, comme l'avoue M. Guillemet lui-même.

Les partisans du système basent leur opinion sur le fait qu'il n'y avait pas d'alcooliques, alors que les alcools d'industrie étaient inconnus, qu'on ne consommait que des produits naturels. Ils oublient trop que, vers 1850, alors que l'eau-de-vie, provenant de la distillation du vin, était à peu près seule consommée, le fisc ne prélevait d'impôt que sur 525,000 hectolitres, et que la production totale ne s'élevait pas à plus de 800,000, tandis qu'en 1895, le droit de consommation a été perçu sur 1,549,045 hectolitres, et la production totale est évaluée à environ 2,165,448 (chiffre officiel). M. Claude (des Vosges) estime même que la fraude « enlève au Trésor une somme égale à celle que le Trésor perçoit ».

La conclusion logique est qu'on ne saurait incriminer seulement la qualité de l'alcool ; à la quantité revient une grande part de responsabilité dans les ravages de l'alcoolisme.

L'alcool éthylique, regardé comme l'alcool type, l'alcool pur, est lui-même un poison ; des expériences récentes de M. Joffroy tendraient même à prouver que les eaux-de-vie, réputées les meilleures et vendues très cher, seraient tout aussi toxiques que l'eau-de-vie commune.

Mais non seulement le système du monopole est insuffisant, mais il nous paraît même nuisible à la cause de l'anti-alcoolisme. Comme le dit M. le Dr Legrain, « le jour où l'État livrera au consommateur sous son estampille, un alcool dénué d'impuretés, le consommateur se croira assuré d'absorber quelque chose de *bon*, il sera fatalement tenté d'en user largement, d'en user même alors qu'il le redoutait auparavant. Ce système ne supprime pas la soif de l'alcool ; il tend au contraire, logiquement, à l'exagérer ». Et l'État, qui a des besoins multiples, « n'aura certes pas le courage de dire : « je vous donne de l'alcool pur, mais c'est encore un poison, prenez-y garde » !

En outre, « si la rectification de l'alcool a pour avantage de débarrasser ce produit des impuretés qui en
font un des dangers, elle a pour obstacle, je parle pour
les amateurs d'alcool, de répandre dans la consommation un produit, absolument désagréable, dépourvu de
la saveur qu'on y recherche, et qui est due précisément
aux impuretés que l'on supprime ». (Dʳ Legrain).

Aussi le consommateur chercherait-il des produits
plus agréables pour son palais, et l'État verrait un ren-
dement bien inférieur à celui qu'on aurait prévu, à
moins toutefois qu'il ne se décide à laisser dans son
alcool, à l'exemple de la Suisse, quelques impuretés.
Mais alors à quoi bon la rectification ?

Elle ne peut avoir d'efficacité sans l'intervention d'un
deuxième facteur, la diminution de production et de
consommation de cet alcool. D'après M. Le Jeune (un
des grands partisans du monopole belge, comme nous
l'avons déjà dit), si l'amélioration de l'alcool est la première des réformes à établir, il ne s'ensuit nullement
qu'elle soit suffisante ; il veut bien « confier le monopole au gouvernement », mais « avec l'*obligation* de ré-
duire progressivement la production d'alcool ».

C'est d'ailleurs avec ces idées qu'a été fondé en
Suède et Norvège le monopole des Sociétés de tempérance, plus connu sous le titre de Système de Gœteborg
et de Bergen, du nom des villes où il a fonctionné en
premier lieu.

Système de Gœteborg et de Bergen. — Si nous
rangeons ce système parmi les monopoles de rectifica-

tion, c'est que, d'abord, c'est un monopole, et que la Société ne vend que des produits rectifiés. Son but unique est la lutte contre l'alcoolisme, et la rectification n'est qu'un des moyens qui y sont employés.

Dans ces deux pays la fabrication et la vente de l'alcool sont confiées à des Sociétés de tempérance, sous le contrôle de l'État. Ou plutôt l'État a mis en adjudication cette fabrication et cette vente, et ce sont les Sociétés de tempérance qui s'en sont rendues maîtresses. Dès qu'une patente de cabaretier était à vendre, une de ces sociétés s'en rendait immédiatement acquéreur, ne conservant d'ailleurs des débits préexistants que ceux dont le maintien lui paraissait nécessaire. Elles ont en outre obtenu la réglementation des cabarets, qui « ferment tous les jours à huit heures, sauf le samedi et la veille des jours fériés où ils ferment à 5 heures. Ils restent clos les jours de grande fête et d'élection ». (Antheaume).

Aussi l'alcoolisme y a-t-il décru d'une façon considérable, et ces deux nations, qui venaient presque en tête de la consommation alcoolique avec 10 litres d'alcool à 100° par tête, sont à l'heure actuelle parmi les dernières ; à n'en citer pour exemple que ce fait qu'en Norvège, il ne se consomme plus que 1l,30 par habitant. Il est vrai que les Sociétés de tempérance aident puissamment à la réussite du système.

Malheureusement on n'obtiendrait pas en France des résultats aussi merveilleux ; nous manquons de Sociétés d'abstinence assez puissantes, et capables de se rendre acquéreurs de tous les cabarets.

III. — *MESURES SPÉCIALES CONTRE L'ALCOOLIQUE*

Nous avons dit, au début de cette étude, que certains auteurs considéraient l'intoxication alcoolique comme souvent inhérente à l'individu ; en d'autres termes, pour devenir alcoolique, il faudrait vouloir le devenir, ou avoir des prédispositions spéciales.

Par suite, si l'on tient l'ivrogne pour responsable, on cherchera à le punir des désordres ou délits qu'il aura pu commettre après boire, par des lois contre l'ivresse ; si on le considère au contraire comme irresponsable, comme malade, on le traitera et on le placera dans les meilleures conditions hygiéniques et morales pour empêcher sa rechute.

Lois répressives contre l'ivrognerie. — Depuis fort longtemps déjà on a songé à punir l'ivrogne de ses désordres ou de ses délits.

En 1536, n'avait-il pas paru un édit de François Iᵉʳ, ainsi conçu : « Et pour obvier aux blasphèmes, homicides et autres inconvénients qui arrivent d'ébriété, est ordonné que quiconque sera trouvé ivre, sera incontinent constitué et détenu prisonnier au pain et à l'eau pour la première fois ; et, si secondairement il est pris, sera, outre ce que devant, battu de verges dans la prison ; et, la tierce fois, sera fustigé publiquement ; et, s'il est incorrigible, sera puni d'amputation d'oreilles, et d'infamie et de bannissement de sa personne ».

Depuis, on s'est montré plus indulgent à l'égard de l'ivrogne, et la loi Roussel, de 1873, le punit, la première fois, d'une amende de 1 à 5 francs ; s'il y a récidive, d'un emprisonnement de six jours à un mois.

De nombreuses poursuites furent exercées au début, mais depuis une quinzaine d'années son application s'est beaucoup relâchée, car, malgré l'accroissement de l'alcoolisme, le nombre des délits pour ivresse a diminué.

Est-ce l'effet de « négligences ou complaisances regrettables », ou ne serait-ce pas plutôt, comme le veut M. Vidal, « la démonstration de l'inopportunité et du danger de l'application de l'amende et de l'emprisonnement à ceux qu'une passion malheureuse pousse à l'abus des boissons alcooliques » ? Et il ajoute : « L'amende aura-t-elle un effet assez puissant pour combattre cette passion funeste ? Son effet le plus certain sera de grever de nouvelles dettes le budget du buveur déjà obéré par l'alcool, d'augmenter le malaise et la misère du foyer ».

Quant à l'emprisonnement, loin de corriger l'ivrogne de son vice, il en fera un malfaiteur ou tout au moins un déclassé. « L'idéal est d'emprisonner le moins possible », disait M. Leveillé à une des séances de la Société des prisons.

Les tendances du jour sont d'ailleurs de considérer l'ivrogne comme un malade.

Il n'est pas douteux qu'il y ait là une grande part de
vérité; nous pensons cependant que, dans certaines circonstances, on devrait accepter la responsabilité de
l'ivrogne, sauf à instituer une autre pénalité que celle
actuellement en vigueur.

A côté du buveur, il y a le cabaretier, qui bien souvent pourrait être regardé comme le complice de son
client. Il force la consommation, et, quand il a un client
légèrement en état d'ébriété, il sait le pousser, l'exciter
à boire ; il y va de son intérêt d'agir ainsi. Aussi en
Angleterre punit-on sévèrement le débitant qui aura
servi des consommations à un homme ivre, ou à un
enfant au-dessous de 16 ans ; il participe aux frais de
la poursuite exercée contre son client, et s'il y a eu
dégât, il en est déclaré responsable.

La loi de 1873 punit bien en France le cabaretier
qui a donné à boire à un homme ivre ou à un enfant,
mais elle est très indulgente et très rarement appliquée. Nous approuvons entièrement l'idée de M. Muteau qui demande plus de sévérité et des peines plus
élevées à leur égard.

Nous ne signalerons que pour mémoire « la disposition de certaines législations qui ne reconnaissent pas
les dettes de cabaret ». MM. Muteau, Vidal et d'autres
distingués magistrats la trouvent antijuridique.

Nous connaissons encore d'autres complices de ces
malheureux ivrognes, et qui ceux-là sont toujours restés
impunis. Nous voulons désigner ses camarades. N'est-
il pas arrivé à chacun de nous de se voir entraîner dans
un café par un ami heureux de retrouver une connais-

sance ? Le même fait ne se produit-il pas pour les ivrognes ? Nous avons même vu des gens offrir des consommations à des malheureux pouvant à peine se tenir
en équilibre, et cela pour jouir du spectacle de leur
ébriété, pour en rire ; évidemment, pour un amateur,
c'est un bel amusement, mais c'est aussi une excitation à la débauche ; et naturellement on doit faire intervenir ce facteur, si on s'attaque aux conséquences
qui peuvent résulter de cette débauche.

La loi pénale ne punit-elle pas celui qui a incité un
autre à commettre un meurtre ou un vol ? N'est-il pas
déclaré complice du meurtrier ou du voleur ?

Ne pourrait-on agir de même pour les complices de
l'ivrogne et les rendre responsables en partie du délit
d'ivresse ? Leur recherche ne présenterait pas beaucoup plus de difficultés, croyons-nous, que la recherche
des complices dans des cas de crimes ou d'autres faits
moins graves.

Une telle loi aurait tout au moins une grande portée
morale, et beaucoup hésiteraient à offrir le verre tra-
ditionnel au « copain » qu'ils rencontreraient déjà
titubant.

Pour nous donc, la loi sur l'ivresse devrait atteindre
à la fois l'ivrogne, le cabaretier et celui qui aurait
excité à la débauche ; la pénalité serait sévère surtout
pour les deux derniers. Pour le premier, il pourrait y
avoir une sévère admonition (M. Vidal), à la première
infraction, une forte amende ou un emprisonnement,
mais en prison il serait isolé des autres délinquants, à
la première, voire même à la seconde récidive. Mais

ensuite, surtout si les récidives se produisaient dans un délai assez court, « l'habitude pourrait être considérée comme établie » (Vidal), et les peines remplacées par un envoi d'office dans un asile spécial.

C'est qu'en effet l'ivrognerie touche à l'alcoolisme, elle y conduit souvent, car l'habitude du boire s'établit bien vite, et il survient alors dans le caractère du buveur un changement qui atténue beaucoup sa responsabilité.

Ce n'est plus alors un ivrogne responsable, c'est un alcoolique irresponsable. On voit la différence capitale qui existe entre ces deux états: au point de vue légal, responsabilité d'une part, irresponsabilité de l'autre. Les médecins n'ont pas assez insisté sur leur différenciation; ils parlent beaucoup du buveur, mais est-ce un ivrogne ou un alcoolique? ils paraissent vouloir l'ignorer.

C'est d'ailleurs une ignorance bien compréhensible, car si en principe on peut distinguer nettement l'ivresse de l'alcoolisme, il n'en est plus de même en pratique, et c'est pour cela qu'avec M. Vidal nous demandons l'internement de l'ivrogne après la troisième ou quatrième récidive.

Pour nous, l'ivresse est une intoxication aiguë, apparaissant brusquement et disparaissant de même ; elle se produit à la suite de libations trop copieuses chez un individu qui d'ordinaire n'en abuse pas, ou peut même ne pas en user. Cette intoxication ne laisse ordinairement après elle aucune trace apparente de son passage, si elle ne survient pas trop fréquemment. Lorsqu'il a cuvé son vin, selon l'expression populaire, l'ivrogne redevient un être normal ; ses facultés intellectuelles et morales ont repris leur état habituel ; sa volonté peut réagir contre les désirs qui viendront l'assaillir.

Il n'en est plus de même de l'alcoolique. Sa maladie consiste, contrairement à l'ivrognerie, en une intoxication lente et progressive, ne disparaissant qu'après un long traitement. Pour en être atteint, il n'est pas nécessaire de se mettre continuellement en état d'ivresse, et le plus souvent il suffit d'absorber journellement une quantité d'alcool plus considérable que celle que peut éliminer notre organisme. Et alors apparaissent graduellement les signes de la déchéance de cet organisme. Les facultés s'alourdissent, l'intelligence baisse, la volonté fléchit, et bientôt cet homme ne sera plus maître de la diriger ; il sera entraîné par sa fatale passion.

L'absence de volonté, ou si l'on veut, l'impossibilité de résister à la tentation de boire, c'est pour nous la caractéristique de l'irresponsabilité chez l'intoxiqué alcoolique. Aussi acceptons-nous la responsabilité de l'ivrogne, parce qu'il est maître de cette volonté, qu'il la domine ; il lui est possible de ne pas boire, lorsque ce désir se fait sentir en lui. Chez l'alcoolique, ce désir devient besoin impérieux ; il ne peut ne pas boire.

Nous le reconnaîtrons d'ailleurs à certains signes persistants, même après un jeûne de plusieurs jours. Tremblement des mains, pituites le matin, tremblement de la langue, troubles digestifs, insomnie, cau-

chemars, et troubles intellectuels divers, tels en sont
les principaux.

Internement des alcooliques. — L'alcoolique, étant
un irresponsable, un malade, a droit à un traitement.
Bien plus, dès qu'il devient dangereux pour lui-même,
son entourage ou la société, ce droit devient un devoir
pour l'État; il doit être traité d'office.

On a bien dit qu'il fallait interner les alcooliques,
les obliger même au traitement; mais on n'a pas songé
que tous les alcooliques ne pouvaient être internés
d'office. Comme le dit, en effet, notre excellent maître
le Dr Paul Garnier, « tout buveur d'habitude n'aboutit
pas fatalement à l'alcoolisme cérébral, c'est-à-dire à
la folie alcoolique ». En l'absence de troubles mentaux,
le médecin ne saurait intervenir d'office pour le placement de ce malade ; « son adhésion est nécessaire ».
Et pour que les portes d'un asile spécial lui soient
ouvertes, il faut qu'il sente son impuissance à se guérir
lui-même et réclame son internement.

Pour l'alcoolique à forme mentale, délirant, et à plus
forte raison pour celui qui a commis un délit, le placement dans un asile peut être imposé ; l'intervention de
l'autorité judiciaire ou administrative est ici légale, les
droits de la société se trouvant lésés, parce que cet
individu a porté atteinte à la liberté d'autrui, ou à la
sienne propre, parce qu'il est devenu dangereux pour
autrui ou pour lui-même.

On pourrait objecter, à la rigueur, que celui qui se
crée une maladie, une cirrhose alcoolique par exemple,

attente bien à sa liberté en ce sens qu'il court à sa ruine ; mais nous ne croyons pas que la législation puisse voir là une atteinte vraie, elle ne peut frapper que l'atteinte directe, telle qu'une tentative de suicide.

Le buveur d'habitude délirant et celui qui a commis un délit peuvent donc être envoyés légalement dans un asile spécial de traitement, et l'État peut ordonner cet internement.

Et nous usons en effet de ce droit d'envoyer de tels malades dans un asile, seulement il n'existe pas de loi à l'heure actuelle qui nous permette de les traiter aussi longtemps que leur état l'exigerait. La loi de 1838 sur les aliénés nous autorise bien à interner l'alcoolique délirant, mais comme le dit très justement M. Paul Garnier, ce n'est qu'un « aliéné temporaire », et dès que le délire a cessé (ce qui survient très rapidement) la famille réclame son malade, celui-ci insiste, et comme il est « calme, exempt de tout symptôme de maladie », le médecin ne peut que signer la sortie, la loi étant formelle.

Mais s'il est guéri de son délire, il ne l'est pas de sa passion. D'après M. Paul Garnier, il eût fallu pour l'affranchir de sa propension pour les boissons alcooliques, un isolement beaucoup plus prolongé. Aussi fatalement le malade reviendra à l'infirmerie du dépôt, il sera interné à nouveau, mais il obtiendra encore aussi facilement sa sortie... et la série des accès se déroulera indéfiniment. Des individus sont même passés devant M. Paul Garnier jusqu'à des quarante-cinq et cinquante fois.

Dans un livre tout récent, sur l'*Internement des
aliénés*, il cite d'ailleurs un certain nombre d'observations de ces malades dont le traitement n'a jamais été
complet et qui traînent de l'asile à la vie publique,
lorsqu'ils ne sont pas envoyés en prison.

Il montre leur caractère le plus souvent fantasque,
bizarre, presque toujours enclin aux mauvais instincts,
et il demande pour eux un internement prolongé dans une
maison spéciale intermédiaire entre l'asile et la prison.

Il insiste encore sur le fait que ces malades, non
guéris de leurs habitudes invétérées de boire, se ren-
dent souvent coupables de délits ou de crimes sous
l'influence de nouveaux abus ; ils sont dangereux parce
qu'ils boiront, et que, quand ils auront bu, ils se livre-
ront à des voies de fait sur leur entourage.

Nous ne voudrions pas entrer dans trop de détails
au sujet de ces malades qui, après un traitement insuffisant, ont commis de nouveaux délits après avoir bu.
On nous permettra cependant de reproduire ici une
observation bien typique empruntée au livre de
M. le Dr Paul Garnier, et d'en ajouter une nouvelle
de date toute récente :

« C. C., 38 ans, qui a eu de nombreux métiers : corroyeur,
lutteur, courtier en chevaux, marchand de vins, etc., etc., est
encore une figure bien connue des médecins des asiles de la
Seine. Avec sa taille athlétique, ses larges épaules, sa tête puis-
sante, sa physionomie presque bestiale, il donne à sa plus haute
expression, l'image de la force brutale et quand cette force her-
culéenne est décuplée par cette rage épileptiforme où le jette
l'absinthe, tout est à craindre pour ceux qui se trouvent dans la
sphère d'action de cet alcoolique.

On manque de renseignements sur ses antécédents hérédi-
taires. C. C. eut des crises convulsives dès l'âge de trois ans.
D'après certains renseignements, elles auraient persisté longtemps. Plus tard, on observa de véritables crises épileptiques,
mais il semble légitime d'en faire remonter la cause aux énormes
abus d'absinthe — 20 et 30 verres par jour — auxquels C. se
livrait d'une manière habituelle.

La première entrée de C. à l'Infirmerie spéciale remonte au
24 avril 1877. Il purgeait une peine de huit mois de prison pour
coups et blessures, outrages aux agents et rébellion, lorsqu'il se
fit remarquer par son attitude étrange ; de plus, il avait des attaques épileptiformes. Legrand du Saulle le déclara « atteint de ver-
tiges épileptiques, d'absences temporaires de lucidité, de mémoire
et de raison, état qui s'aggrave sous l'influence d'excès alcooliques,
mais paraît se rattacher à une maladie convulsive datant du
premier âge ».

Six mois plus tard, C. était rendu à la liberté. Peu après, il
encourt une nouvelle condamnation à quatre mois de prison.
Puis, c'est une série d'internements. En mai 1879, il livre aux
agents une véritable bataille et en blesse plusieurs. Vu sa vigueur colossale on eut les plus grandes peines à s'assurer de lui.

Il est reconnu aliéné et interné à Bicêtre d'où il sort quelques
mois plus tard.

Quinze jours après, nouvelle rixe. Nouvel envoi à l'Infirmerie.

Le 12 juin 1884, il m'est amené à la suite d'une scène noc-
turne. Il avait blessé deux personnes. Envoyé à Bicêtre sur la
conclusion de mon certificat, il s'en évade trois semaines après.
Il est ramené le mois suivant, en pleine inconscience épileptoïde
et est réintégré à Sainte-Anne. On le laisse sortir deux mois
après. En décembre de la même année, autre envoi à l'Infirmerie
du Dépôt.

En 1886, internement à Sainte-Anne d'où il s'évade : il est
arrêté, peu après, pour *tentative de meurtre*. Il est interné de
nouveau, mais pour quelques mois seulement.

Le 5 septembre 1887, C. commet encore une tentative de

meurtre ; il est en plein délire. On le séquestre à Bicêtre *Au bout de quinze jours,* il sort et est admis à faire une fois de plus la preuve de son aptitude spéciale à la récidive. Il n'y manque pas.

Le 11 octobre 1887, soit cinq semaines après sa mise en liberté, C. est assis dans un cabaret. Un gendarme entre et s'attable non loin de lui. C. s'imagine bientôt qu'on s'occupe de lui ; il croit à un complot. Il s'agite, murmure des phrases sans suite et, enfin, entre en fureur. Il blesse très grièvement l'un des gardiens de la paix que le débitant était allé quérir.

Conduit à l'infirmerie spéciale, C. s'y affirme un malade. Il est privé de tout sommeil, se voit entouré d'ennemis, est halluciné de la plupart des sens, tout en montrant une hébétude, une confusion mentale profonde.

Interné à Bicêtre, C. par un singulier privilège, que n'explique pas l'examen de sa conduite passée, peut en sortir *six semaines plus tard.*

Le 7 février 1889, C. est arrêté pour coups et outrage public à la pudeur. Son état de trouble mental ne fait doute pour personne. Il est réintégré à Bicêtre, sur un rapport du professeur Ball, le déclarant épileptique alcoolique, mais il en sort peu après.

Le 20 janvier 1890, il a une nouvelle crise de fureur épileptoïde, il blesse deux personnes ; au poste de police, il frappe grièvement un gardien de la paix. Ramené à Bicêtre, il en sort au mois de juin suivant, ce qui lui permet, peu après, d'accomplir de nouvelles violences.

La série se poursuit ainsi, à peine interrompue par un voyage que C. fit au Transvaal. Il eut le tort d'en revenir et, tout récemment, il se livra à une scène de carnage, distribuant du haut d'un buggy, qu'il menait à fond de train, des coups de revolver aux passants.

Je ne m'illusionne pas sur la garantie pouvant résulter du nouvel internement qui a été ordonné conformément à mes conclusions. Nous savons que c'est affaire de quelques semaines pour que C. reconquière la liberté et du même coup le pouvoir de réitérer ses violences au hasard de la rencontre.

Et M. le Dr Paul Garnier ajoute : « Qui pourrait dire que des faits de ce genre ne portent avec eux leur enseignement » ?

L'observation qui suit est surtout intéressante parce qu'elle montre bien l'impuissance de la loi en ce qui concerne le traitement de l'alcoolique, et les conséquences qui peuvent en résulter.

L... est un individu déjà profondément intoxiqué par l'alcool ; il passa une première fois à l'Infirmerie spéciale le 16 mai 1894 et fut envoyé à Ville-Évrard comme alcoolique chronique. Il avait alors des hallucinations visuelles, des idées mélancoliques, qui l'avaient amené plusieurs fois à tenter de se suicider. La nuit, il dormait mal, avait des cauchemars, et voyait des scènes effrayantes. Il tenta même, sous l'influence de ces visions, et de quelques idées de persécution, d'étrangler sa femme.

Il était depuis deux mois à peine à l'asile, que déjà il demandait sa sortie et faisait intervenir sa femme pour l'obtenir plus facilement. M. le Dr Marandon de Montyel fit alors le certificat suivant :

« L..., entré pour tentative de strangulation sur sa femme, est un alcoolique qui, à mon avis, doit rester durant un temps assez prolongé soumis au régime de l'abstinence pour se déshabituer au moins en partie de boire. Il est à craindre que remis en liberté trop tôt, il ne se remette à boire et à avoir à la suite les mêmes impulsions homicides ».

Cependant, sur les instances nouvelles de la famille, il dut bientôt relâcher L... qui n'avait plus de délire, et n'était plus alors dangereux pour son entourage ou la société ; mais dans son certificat de sortie daté du 2 août, il disait :

« Dans mon certificat du 22 juillet, j'ai émis un rapport défavorable à la sortie dans la crainte que, rendu trop tôt à la liberté, cet homme, qui a tenté déjà d'étrangler sa femme, ne se remette à boire et *ne soit repris de ses impulsions homicides.* Mme L...

insiste pour avoir son mari, car elle est dans la plus grande misère, elle et ses cinq enfants, elle promet d'exercer sur lui la plus grande surveillauce et de solliciter de suite un nouvel isolement s'il se remet à boire. Dans ces conditions j'estime qu'une sortie peut être tentée ».

Pendant six mois environ, L... a tenu compte des observations qui lui avaient été faites, et il s'est abstenu de boire.

Mais il n'a pas tardé à reprendre ses anciennes habitudes, il l'a fait d'abord avec une certaine modération, ne prenant que des boissons fermentées mélangées d'eau ; puis il a augmenté la dose de vin, a essayé l'eau-de-vie, pour en arriver à ses excès d'autrefois. Et il nous a été amené à l'Infirmerie spéciale le 28 novembre 1897. Depuis quelque temps il avait des discussions continuelles avec sa femme et ses enfants, il se tenait mal à son travail, fréquentait le cabaret ; et il en arriva même à menacer un de ses enfants de le frapper d'un coup de couteau « et de lui faire son affaire ». C'est à la suite de ces menaces qu'il nous a été envoyé.

Devant nous, il se plaint amèrement de toute sa famille ; prétend que ses enfants ne le respectent pas assez. Il avoue bien s'être servi d'un couteau, mais il n'avait pas, dit-il, l'intention de frapper son fils ; et c'est parce que celui-ci lui avait manqué de respect, qu'il l'avait ainsi menacé.

Il ajoute qu'il est toujours très calme, et boit très peu. Cependant le tremblement de ses mains, ses pituites du matin, son sommeil léger et troublé par des cauchemars, nous disent assez qu'il s'est remis à boire, et qu'il a fort bien pu avoir de nouvelles impulsions homicides.

Aussi paraît-il nécessaire de considérer l'alcoolique comme dangereux, tant qu'il n'a pas perdu ses habitudes d'intempérance, et de le tenir enfermé aussi longtemps que le médecin le jugera nécessaire.

La durée de ce traitement est généralement évaluée

à six mois. Mais on comprend que ce même laps de temps sera insuffisant pour une rechute; d'aucuns pensent même que la guérison doit dès lors être considérée comme improbable. Sans être aussi pessimiste, nous croyons qu'il serait utile de soumettre ceux que nous appellerions volontiers les récidivistes de l'alcoolisme à un traitement plus rigoureux, et d'une durée proportionnelle au nombre et à la fréquence des rechutes.

On trouvera plus loin l'exposé du traitement que nous préconisons pour ces récidivistes, et les motifs qui nous ont amené à l'établir ainsi.

Propagande antialcoolique. — Tous les moyens prophylactiques déjà indiqués ont besoin d'être aidés de ce que l'on pourrait appeler la propagande anti-alcoolique.

Beaucoup de buveurs sont en effet entraînés inconsciemment, ignorant les méfaits de cet alcool; quelques-uns même, persuadés qu'il est pour eux un fortifiant, en absorbent d'assez grandes quantités pour lutter contre leur faiblesse et se donner des forces, comme ils disent.

C'est pour détruire ces idées que se sont précisément fondées les Sociétés de Tempérance, et que des esprits élevés ont entrepris des conférences publiques.

Sociétés de tempérance. — On peut ramener à deux types bien définis les différentes Sociétés de tempérance instituées jusqu'à ce jour; dans l'un, l'absti-

nence totale est la règle ; dans l'autre, on ne demande
des sociétaires qu'une abstinence partielle.

Parmi les premières, nous pouvons signaler : l'*American temperance Society,* fondée en 1826 aux États-Unis,
par un médecin de Boston, et dont le programme n'exigeait d'abord que l'abstinence des boissons distillées,
mais qui en arriva bientôt, pour cause de non réussite,
à exiger de ses membres l'abstinence totale, c'est-à-dire
des boissons fermentées et distillées, le *teetotalism ;* la
Croix-Bleue, fondée à Genève par M. Rochat, pasteur
protestant (les sociétaires y doivent pratiquer l'abstinence totale, sauf prescription médicale). Dans le
Royaume-Uni, l'abstinence totale compte environ 5 millions d'adhérents, répartis dans diverses Sociétés. Dans
presque toutes, les idées religieuses se mêlent à la lutte
contre l'alcoolisme.

En France, il y a deux ou trois ans, Miss Grey tenta
de réunir un certain nombre d'adhérents aux Sociétés
d'abstinence, mais elle ne réussit que médiocrement.
« Le Français, né sceptique dans le pays du vin et du
cidre, a longtemps refusé de croire aux buveurs d'eau ».
En 1871, le Dr Lunier avait cependant fondé la *Société
française de tempérance, association contre l'abus des boissons alcooliques,* mais il s'était bien gardé de proscrire
l'usage du vin et du cidre. Depuis, les mêmes tolérances
ont été conservées, et l'*Association de la jeunesse française tempérante,* fondée en 1896, exige de ses membres
« l'engagement de ne faire aucun usage des boissons
distillées, sauf prescription médicale, et de n'user que
modérément des boissons fermentées ». C'est aussi le

programme de la *Société contre l'usage des boissons spiritueuses,* fondée en 1895 par le D' Legrain, et qui compte
déjà un grand nombre de partisans.

Le but de ces associations est la lutte contre l'alcoolisme, et pour cela on recrute le plus d'adhérents possible, on fonde des cafés de tempérance, des lieux de
réunion, où l'on ne soit pas tenu de consommer des
boissons alcooliques.

Des mots plaisants ont bien été prononcés contre ces
Sociétés ; tel M. le D' Gilles de la Tourette, racontant
qu'il avait été en Angleterre, et affirmant que c'est là
qu'il a rencontré le plus d'ivrognes, bien que le nombre
des abstinents y soit fort considérable. On pourrait y
ajouter l'histoire de cet individu dont l'immeuble était
à deux issues ; par l'une des entrées, on avait accès dans
un café de tempérance, par l'autre, dans une immonde
taverne ; et naturellement on passait facilement de l'un
dans l'autre établissement par une porte dérobée ; et
un grand nombre des clients, qui entraient au café de
tempérance, sortaient de la taverne en complet état
d'ivresse.

Néanmoins il est impossible de nier les résultats
heureux de toutes ces Sociétés.

Conférences publiques. — Plusieurs de leurs membres ont d'abord eu l'idée d'instruire le peuple sur les
dangers de l'alcool et sur son inutilité dans l'alimentation, par des conférences publiques.

On a même pensé que, pour mieux réussir, il fallait
éclairer les enfants, dont le cerveau n'est pas encore

imbu des mauvais principes, et dès qu'ils sont en âge de comprendre, on les affilie à des Sociétés de tempérance.

M. le D* Roubinovitch a, le premier, eu l'idée de faire des conférences dans les écoles publiques et les écoles normales. Habituer l'enfant dès son jeune âge à n'user que très modérément des boissons fermentées, et jamais des boissons distillées, ne peut être considéré que comme une idée très louable.

Leur apprendre de bonne heure que l'alcool est nuisible et inutile, et cela par des exemples simples et frappants, telle a encore été l'idée de M. Poincaré, lorsqu'il a mis, dans le progamme de l'enseignement primaire, les leçons sur l'alcoolisme.

Moyens pratiques à employer en France contre l'alcoolisme. — Nous venons d'examiner les diverses mesures prophylactiques préconisées contre l'alcoolisme ; et nous avons vu que les unes ne sont pas applicables en France, et que les autres, prises isolément, seraient insuffisantes. Mais leur action peut se combiner à les rendre efficaces, si on les applique en nombre.

Nous connaissons le mal, mais en connaissons-nous bien les causes, pour en indiquer le remède ?

Selon nous, il provient surtout de la trop grande liberté laissée aux producteurs, aux fabricants, et aux vendeurs d'alcool, et de l'ignorance du peuple pour ce qui en concerne la nocuité.

Le grand distillateur est libre de fabriquer toutes sortes de liqueurs avec des produits de qualité très infé-

rieure ; il lui est permis de vendre de vrais poisons,
pourvu que le goût en plaise au public ; qui n'a vu ces
immenses affiches, collées sur tous les murs de Paris, où
l'on vante les effets bienveillants de tel apéritif, ou de tel
digestif? Mensonges que tout cela, excitation à l'empoisonnement même, et cependant les pouvoirs publics
n'interviennent pas, ils tolèrent tout !

Le producteur d'alcool, celui qui distille son vin,
plus connu encore sous le nom de bouilleur de cru,
peut conserver chez lui une quantité considérable d'alcool sans payer aucun droit, alors que les autres paient
1 fr. 60 environ par litre ; est-ce vraiment là l'égalité ?
Si seulement il conservait cet alcool pour sa consommation personnelle ; mais le plus souvent il le donne
en paiement à ses ouvriers, se faisant ainsi le propagateur de l'alcoolisme. M. Guillemet propose bien de
ne lui laisser que 40 litres d'eau-de-vie, mais nous n'en
voyons pas bien la raison. On cherche, dit-on, à améliorer par là la situation de l'agriculteur ; que ne dimi-
nue-t-on plutôt les autres impôts dont ils sont frappés ?
On a calculé que les bouilleurs de cru passaient ainsi
en fraude 250,000 litres environ d'eau-de-vie à 50°. Voilà,
croyons-nous, un léger appoint pour la consommation,
aussi n'est-ce pas, « comme on l'a dit, une prime donnée
à l'agriculture, c'est une prime donnée à l'alcoolisme »
(Joffroy).

Croyez-vous tout au moins que le vendeur d'alcool
au détail sera moins favorisé ? Il n'en est rien ; pour
lui encore, liberté pleine et entière d'exploiter la population ; pour son installation, il ne lui faut qu'une auto-

risation de la Préfecture, et celle-ci ne la refuse jamais.
Aussi en 1875 nous comptions à peine 342,000 débits,
nous en avons à l'heure actuelle plus de 500,000, et
nous ne comptons pas parmi eux les épiciers, fruitiers,
crémiers, marchands de charbon, etc., car, aujourd'hui,
tout le monde vend de l'alcool ; le commerce en est si
facile et si lucratif !

Vous est-il arrivé, en parcourant certaines rues po-
puleuses de Paris, d'en compter les cabarets ? C'est
effrayant ! Dans plusieurs de ces rues, on peut malheureusement compter qu'il existe au moins un débit de
vins sur deux maisons ; comment voulez-vous que l'ouvrier qui passe devant ne soit pas tenté ?

Bien mieux, l'habitude de boire des boissons alcooliques est tellement entrée dans nos mœurs, que l'on
regarde d'un mauvais œil celui qui s'en abstient à ses
repas, et il lui est même impossible de se faire servir
dans certains restaurants.

Quand nous rencontrons un ami, nous nous empres-
sons de nous rendre dans un café, où nous ingurgitons
des produits que nous savons nuisibles. C'est l'habitude !

Mais ce qui nous révolte le plus, c'est la vue de ces
bars immondes, où vont s'engouffrer matin et soir
quantité d'ouvriers et parfois de gamins aux habits en
lambeaux ; avez-vous remarqué leur aspect engageant,
la bonne petite réclame de l'eau-de-vie à deux sous le
verre, de l'absinthe à trois sous ? Regardez le comptoir,
cette immense table de zinc, sur laquelle s'étalent en
désordre quantité de verres et de bouteilles de toutes

formes, de toutes grandeurs et de toutes couleurs ! A quoi sert tout cela ? à tuer le monde.

Et dire que non seulement on les trouve dans les rues, ces bars, mais que de plus des trains en sont déjà pourvus; joli délassement pour le voyageur que le voisinage du petit verre !

Dans les villes, beaucoup de ces débits restent même ouverts une grande partie de la nuit, et dans les campagnes, l'administration veut bien fermer les yeux sur l'heure à laquelle ils cessent de donner abri aux consommateurs.

C'est qu'ils sont tout-puissants, Messieurs les débitants !

Il y a bien un règlement qui permettrait au maire, au préfet ou à l'autorité judiciaire de faire cesser les abus, voire même de faire fermer l'établissement; mais malheur à cet audacieux ! Le maire ne sera pas réélu aux prochaines élections, le député demandera le déplacement du préfet ou du magistrat; il faut bien être agréable au grand électeur ! On ne saurait toucher impunément aux privilèges des cabaretiers qui sont le principal moyen d'action, l'agent électoral. Et comme n'ont pas craint de le dire des hommes politiques, c'est chez le marchand de vin que se fait l'élection.

« L'article 9 de la loi permet aux maires de tracer autour des édifices consacrés aux cultes, écoles, cimetières, hospices, des périmètres dans lesquels les cafés et débits ne peuvent être établis. Il suffit de parcourir nos campagnes pour voir que cette disposition est lettre morte. » (Ferdinand Dreyfus, Société des prisons). A

BARGY.   4

Paris même, autour des cimetières, à quelques mètres on ne rencontre que des débits.

D'ailleurs la police n'est-elle pas faite souvent par de vrais alcooliques, ou tout au moins par des ivrognes, et cela, malgré les soins apportés par l'administration supérieure dans le choix de ces employés ?

Parfois le gouvernement est lui-même un propagateur de l'alcool ; les marins touchent souvent, sinon toujours, quand ils sont en mer, une ration de rhum ; le soldat en a quelquefois. Autant de choses qui devraient être supprimées.

Il faut des réformes et des réformes nombreuses.

Sommes-nous partisan du monopole d'État ? Peut-être, mais, comme le veut M. Le Jeune, « avec la garantie absolue de la diminution de production et de consommation de l'alcool », si tant est seulement qu'un gouvernement puisse, en France, nous donner cette garantie, car le budget est là, et il faut l'équilibrer.

Si nous n'avons pas le monopole, il faut alors une augmentation très forte de l'impôt sur l'alcool, il faut le doubler au moins et supprimer le privilège du bouilleur de cru.

Nous aimerions aussi voir le gouvernement fixer au débitant un prix de vente pour ses liqueurs, lequel prix ne lui laisserait qu'un bénéfice très minime, alors qu'une plus grande latitude lui serait laissée pour les boissons dites hygiéniques. Il aurait par là moins d'intérêt à exciter le client à boire de l'alcool.

Le prix des boissons dites hygiéniques, qui sont moins toxiques à proportion égale d'alcool, par suite

de la dilution, pourrait être diminué, par la suppression des droits sur ces boissons, tant qu'elles ne titrent
pas plus de 10°; on pourrait également abaisser les
droits de douane sur les produits aromatiques ou exci-
tants, comme le café, le thé, pour en rendre le prix
abordable aux petites bourses.

Le nombre des débits devrait être diminué. M. Berthélemy, à la Société des Prisons, prétendait qu'on
arriverait peut-être à leur faire accepter une proposition ainsi conçue : « Vous tous, cabaretiers, qui exis-
tez, vous serez munis d'une autorisation. Mais pendant
10, 20, 30 ans, aucune autorisation nouvelle ne sera
donnée, et si l'un de vous périclite, si son débit est
supprimé, il ne sera pas remplacé par un nouveau
débit ! L'autorisation incessible mourra quand mourra
le débit ».

Avec cette diminution, il faut surtout la suppression
de tous les bars. Ne conserver dans les trains que les
wagons-restaurants.

Supprimer également les liqueurs les plus nuisibles,
telles l'absinthe. Obliger par une pénalité très sévère le
distillateur à ne vendre que des produits de bonne qualité.

Supprimer l'affichage des réclames pour liqueurs.

Ne tolérer qu'un nombre très restreint de boissons
distillées chez le restaurateur qui doit, avant tout,
donner à manger.

Veiller à la fermeture des cabarets à heure fixe. Il
serait bon même qu'ils fussent fermés avant la paye le
samedi, pour éviter à l'ouvrier la tentation d'en dé-
penser une partie.

Obliger les représentants du gouvernement à une scrupuleuse observation des lois ou des règlements concernant les cabarets.

Changer la ration de rhum du marin ou du soldat par une nourriture plus soignée.

Veiller surtout à ce que les agents du gouvernement ne donnent jamais d'exemples d'ivrognerie.

Enfin des mesures légales seront prises contre l'ivresse et l'alcoolisme; elles atteindront non seulement le délinquant, mais aussi les complices, cabaretier et camarades.

L'alcoolique devra être traité.

Enfin les sociétés de tempérance et des conférences publiques éclaireront le peuple sur les dangers de l'alcool, et aideront à la disparition des funestes habitudes que nous avons de boire, et de fréquenter les cabarets.

Notre travail était à peu près terminé lorsque, dans un journal quotidien, nous avons lu le fait divers suivant, intitulé : Une gageure stupide.

Quelques amis se trouvaient réunis hier après-midi dans un débit de vins du faubourg Saint-Antoine. L'un d'eux, connu pour un buveur intrépide, Jules B., âgé de soixante ans, ouvrier tréfileur, fut mis au défi, par un de ses camarades, de boire, coup sur coup, le contenu de huit verres d'absinthe.

B. releva le gant et se mit en devoir d'accomplir cette prouesse. Déjà le malheureux avait vidé cinq verres et l'on considérait son pari comme gagné, lorsqu'au moment où il portait le sixième à ses lèvres il s'affaissa comme une masse.

On le transporta immédiatement dans une pharmacie voisine où un médecin qui passait ne put que constater sa mort.

Le malheureux ouvrier, dont la santé était d'ailleurs depuis longtemps compromise par l'abus qu'il avait fait de l'absinthe, avait été tué par l'alcool (*Petit Parisien*, 22 nov. 1897).

De pareils faits, assez fréquents d'ailleurs, se passent de tout commentaire, et on ne saurait prendre trop de précautions pour les empêcher de se reproduire.

Aussi nous demandons que des poursuites soient exercées contre de tels paris. En cas de mort de l'un d'eux, l'autre serait poursuivi pour homicide par empoisonnement; pour tentative d'empoisonnement, si les accidents n'étaient pas suivis de mort. Une forte amende, au moins aussi considérable que le prix de la gageure, punirait les deux, lorsqu'il n'y aurait pas eu d'accidents graves.

Un dernier mot enfin au sujet de quelques boissons non alcooliques, qu'il y aurait peut-être quelque intérêt à lancer dans le commerce.

M. Müller Thürgau a indiqué un procédé permettant d'obtenir des vins de fruit et de raisin sans fermentation et sans alcool; ces vins pourraient même se conserver assez longtemps. Pourquoi ne pas en essayer la fabrication ?

Les journaux ont beaucoup parlé de certaine boisson, non alcoolique, que M. le Dr Gilles de la Tourette aurait fait adopter aux ouvriers de l'Exposition universelle de 1900. Ne serait-il pas possible de trouver dans les cabarets, les restaurants et les cafés quelques boissons du même genre ? On a dit en effet que cette boisson de M. Gilles de la Tourette était très agréable à boire.

DEUXIÈME PARTIE

TRAITEMENT DE L'ALCOOLIQUE

Nous avons dit déjà que, dans des circonstances déterminées, l'État pouvait intervenir pour le placement de l'alcoolique dans un asile spécial où il serait traité.

Mais ce traitement est-il possible ? existe-t-il des moyens capables de soustraire à sa funeste passion le buveur d'habitude ? On connaît le proverbe « qui a bu boira », et depuis longtemps on sait ce que valent les « serments d'ivrognes ». « Sans doute, dit Sérieux, « nous voyons chaque jour dans nos asiles et ailleurs, « les rechutes, fatales, semble-t-il, des alcooliques. Que « prouvent ces faits ? Si les buveurs ne guérissent pas, « c'est parce qu'ils ne sont pas traités. Pourquoi nier « la possibilité de les guérir ou de les améliorer, alors « qu'on n'a rien entrepris dans ce sens.

« En réalité, en dépit des préjugés et des proverbes, « les buveurs d'habitude, les alcooliques même invé- « térés peuvent être guéris ; les statistiques des asiles « de buveurs des États-Unis, d'Angleterre, de Suisse, « d'Allemagne, le démontrent d'une façon péremp- « toire ».

Un grand principe domine tout le traitement, et en est la base essentielle et rationnelle, c'ést l'abstinence. Pour guérir l'alcoolique, il faut et il suffit de lui persuader qu'il ne doit plus toucher à une substance renfermant une quantité quelconque d'alcool, qu'il ne doit boire que de l'eau, ou des boissons non alcooliques. Il faut le mettre en état de résister à l'impulsion qui le pousse à boire l'alcool.

Divers essais ont d'abord été tentés pour amener chez le buveur le dégoût des boissons qu'il a adorées. On a mélangé à ces boissons des substances nauséeuses ou détestables au goût. Quelques-uns ont cru trouver dans le sulfate de strychnine, pris en injections sous-cutanées le spécifique de l'alcoolisme, de la dipsomanie ; on peut consulter à ce sujet la thèse du Dr Bauzan. Mais actuellement, tous ces moyens ont été en partie délaissés, et lorsque le malade n'est pas susceptible, dès le début, de se soustraire lui-même à la tentation de boire, et qu'il n'a auprès de lui aucun membre de sa famille, aucun ami sûr qui veuille prendre l'engagement de lui faire observer le régime abstinent, son internement dans une maison de traitement spécial s'impose.

Selon nous, on peut distinguer trois degrés divers dans le traitement de l'alcoolisme, selon l'état plus ou moins avancé de la maladie :

1° Traitement moral simple ;

2° Traitement moral dans un asile spécial ;

3° Traitement moral dans ce que nous appellerons un asile de rigueur.

Ce dernier mode n'a jamais encore été indiqué d'une

façon nette et précise ; quelques médecins ont seulement insisté sur l'insuffisance de l'asile spécial pour la
guérison de certains buveurs.

Le couronnement de l'œuvre doit être enfin l'assistance des ex-alcooliques par des sociétés de patronage.
Elle doit parfaire le traitement.

1. — TRAITEMENT MORAL SIMPLE.

Il peut arriver parfois qu'une personne vienne vous
trouver et vous fasse un récit dans le genre de celui-ci :
« Depuis quelque temps, je me sens mal à mon aise, la
nuit je ne dors plus, j'ai parfois des rêves affreux, des
cauchemars, et j'ai beaucoup moins d'appétit ; parfois
même ma main n'est plus aussi sûre pour écrire ». Vous
soupçonnez aussitôt l'alcoolisme et interrogeant habi-
lement votre malade, vous apprenez qu'il est bon travailleur, très assidu, très rangé, mais qu'il aime bien
faire bonne chère ; il boit son litre de vin dans la
journée, un petit verre de rhum ou d'eau-de-vie après
le café, et un apéritif à l'occasion. Il est d'ailleurs un
peu nerveux, s'excite pour un motif insignifiant.

Dans d'autres circonstances, vous avez affaire à un
dégénéré, à un héréditaire mental, qui un jour, à l'occasion d'un dîner, a fait quelques excès d'alcool, et qui
aussitôt a déliré. Vous êtes consulté ; une première
fois vous trouvez votre client en plein délire ; vous

revenez un ou deux jours après, ce délire a disparu, et votre malade se trouve sur pied.

Il y a quelques mois, entra à l'Infirmerie spéciale un individu âgé de 60 ans environ, atteint d'un délire exceptionnel ; il ne parlait que de voyages dans la lune et les étoiles ; il allait avec une facilité remarquable de Saturne à Jupiter, de là à une autre pla-. nète, etc., etc. Il ne tarissait pas sur ses nombreux exploits. M. Paul Garnier flaira un alcoolique ; il y avait un peu de tremblement des mains. Le malade resta ainsi deux jours environ : le troisième, après un interrogatoire assez prolongé, nous le vîmes tout à coup fondre en larmes, et bientôt il nous racontait son histoire navrante. Il avait, autrefois, occupé une situation aisée, il vivait heureux avec sa femme et deux enfants, lorsque tout à coup, le destin s'acharna contre lui : sa femme et ses enfants meurent en très peu de temps, et il perd sa situation. Il se met à boire pour se consoler ; il cherche, mais en vain une nouvelle situation ; et il était raccommodeur de faïences lorsqu'il nous fut amené. Pour gagner sa vie il faut boire dans ce métier, car la plupart des clients sont des restaurateurs ou des marchands de vins, tenant un comptoir plus ou moins achalandé ; et si on ne boit pas on ne raccommode pas. Il nous avouait tout cela simplement, franchement, nous affirmant qu'il n'aimait pas l'alcool, et que s'il buvait, c'était pour gagner sa vie.

Il resta trois ou quatre jours à l'infirmerie, et sortit en liberté.

Dans ces cas-là, il n'y a pas lieu, en effet, croyons-nous, à un internement. Ces malades sont très raisonnables, très sensés, et paraissent avoir conservé toute leur volonté. Ils ne sont pas encore fatalement entraînés vers les boissons alcooliques.

On doit cependant intervenir, car ils sont sur le point de descendre les degrés de la vie intellectuelle ; mais la persuasion morale suffit alors à les retenir.

Des conseils judicieux doivent leur être donnés. Il
faut bien déterminer les causes qui ont amené les excès
de boissons, pour les discuter devant eux et leur montrant à quoi pouvait les conduire la continuation de
leurs habitudes, leur faire comprendre qu'ils ne doivent
plus boire d'alcool. Il peut être imprudent de prêcher
la nocuité absolue de l'alcool, de dire qu'il devrait être
absolument exclu de notre alimentation ; on pourrait
ne pas atteindre son but. Car l'opinion est encore trop
répandue que le vin et même un petit verre d'eau-de-
vie ne peuvent que faire du bien.

On sait fort bien au contraire que tout le monde ne
supporte pas également la boisson, et si vous dites à
vos malades qu'ils sont de ceux-là, vous aurez des
chances pour être mieux écouté.

A ceux qui vous objecteront qu'ils travaillent beaucoup et qu'il leur faut de l'alcool pour prendre des
forces, vous les sortirez de l'erreur, en leur prouvant
que c'est au contraire un débilitant ; car la force qu'il
paraît donner fait bientôt place à une forte dépression.
C'est un coup de fouet. Les bons chevaux n'ont pas
besoin de cette excitation et un cocher qui fouaillerait
continuellement sa bête, en ferait bientôt une rosse.

Vous pouvez lui montrer encore que l'habitude de
l'alcool conduit à la misère, à la paresse, au crime. L'alcoolique s'excite très vite, il a des scènes continuelles
avec sa femme ou ses enfants, et dans un moment de
fureur, il peut se livrer à des actes qu'il regrettera ensuite. Bien mieux, sa raison sombre, son intelligence
baisse, sa volonté s'annihile, et bientôt il ne lui restera

plus aucune des qualités de l'homme, elles auront fait place aux instincts les plus bas et les plus vils ; il sera un être ne vivant plus que d'une vie bestiale, et pourra être comparé, comme on l'a fait d'ailleurs, à un « pourceau ».

Vous arriverez à lui inculquer ainsi petit à petit des idées qui vous permettront d'obtenir de lui la promesse qu'il ne boira plus une goutte d'alcool, qu'il ne touchera plus à une boisson renfermant de l'alcool.

Défiez-vous surtout de ceux qui vous disent dès le début de l'entretien : « Je sais que je bois trop, mais à présent c'est fini, je ne boirai plus ». C'est le serment de l'ivrogne, et nous savons ce qu'il vaut dans ces cas-là.

Il vaut mieux avoir affaire à quelqu'un qui vous interroge, vous questionne, vous fait même des objections, il veut guérir, et, s'il promet, il fera son possible pour tenir sa promesse.

Cependant n'ayez pas une confiance absolue dans ce mode de traitement ; car, en alcoolisme, la passion domine souvent la volonté, malgré tous les raisonnements que l'on se fait, et il est bon de se créer toujours un aide pour l'obtention de la guérison.

Cet aide, on le trouvera dans un proche parent, ou un ami fidèle, ayant un certain ascendant sur le malade. Il le surveillera constamment, et s'efforcera de lui éviter toute occasion de boire.

S'il n'y a pas, auprès de lui, ce proche parent ou cet ami qui veuille se charger de ce soin, et qui comprenne l'utilité de ces précautions, il faudra alors le mettre sous la protection d'une Société de patronage.

On ne saurait croire en ce cas quelle est l'utilité du parent ou de l'ami pour la réussite du traitement. Notre frère, médecin d'un asile de province, nous en a raconté un cas bien typique :

Il s'agit d'un individu, ayant reçu une éducation moyenne, qui à la suite d'excès alcooliques fut interné. Il resta à l'asile assez peu de temps pour que l'on puisse considérer son séjour comme un traitement. A sa sortie, sa femme promit de veiller à ce qu'il ne boive plus, et elle tint sa promesse ; car pendant six mois, il ne fit aucun excès. Mais alors, la femme tombe malade et garde le lit assez longtemps. Le mari, qui n'était plus surveillé, se remet à boire et reprend sa vie de débauche d'autrefois.

II. — *TRAITEMENT MORAL DANS UN ASILE SPÉCIAL.*

Mais les conditions requises pour l'efficacité du traitement précédent se rencontrent assez rarement, et le plus souvent l'on est en présence de malades, dont la volonté est déjà affaiblie, ou qui n'ont jamais eu assez d'énergie pour résister à la tentation ; ils sont dominés par la passion de boire, ou ne veulent pas croire que la vraie cause de leurs malaises soit l'alcool qu'ils ont pris ; il faut avoir recours à l'internement.

Nous avons vu déjà, dans la première partie de cet ouvrage, dans quels cas il devrait y avoir placement d'office, et dans quels autres le placement ne pourrait être que volontaire.

Nous avons demandé aussi une nouvelle loi au sujet de cet internement.

Nous n'aurons donc qu'à étudier le traitement en lui-même.

La France est fort en retard pour ce qui concerne ce traitement dans les asiles spéciaux. Il y a deux ans à peine que le Conseil général de la Seine se décidait à voter des fonds pour la construction d'un asile pour alcooliques, et encore cet asile doit-il renfermer aussi des aliénés.

A l'étranger, au contraire, ce n'est plus un traitement nouveau.

Dès 1809, en Amérique, Benjamin Rush proclamait que l'alcoolique était un malade et devait être traité comme tel.

En 1839, Bradford demandait de considérer l'ivrogne confirmé comme un aliéné et de le traiter comme tel.

En 1830, dans le Connecticut, une Commission médicale était chargée d'étudier la question d'un asile pour alcooliques.

En 1833, dans le Massachussetts, le D' Woodward demande la création d'un asile spécial pour alcooliques, et, en 1841, une pétition dans ce sens est adressée aux Chambres.

En 1846, dans l'état de New-York, le D' Türner s'occupe de la création d'un hôpital et fonde une Société philanthropique.

Enfin le gouvernement se décide à construire un asile pour le traitement et la garde des buveurs, et il est inauguré en 1864.

En 1857 déjà s'était ouvert à Boston le premier asile pour buveurs. Puis s'en établirent d'autres à Brooklyn, à Chicago, etc. ; actuellement il en existe une quarantaine dans les États-Unis.

En Angleterre, la question du traitement des alcooliques fut discutée à la Chambre des Communes, dès 1834 ; elle ne fut reprise, il est vrai, qu'en 1850 par le Dr Forbes Winslow, et, en 1852, était inauguré l'asile de Skye (Écosse).

En 1858, le Dr Peddie, à la Société médico-chirurgicale d'Édimbourg, discutait encore sur la création des asiles spéciaux, et insistait même sur le mode de placement des malades.

En 1870, le Dr Dalrymple présentait au Parlement son bill sur l'internement des buveurs; une commission fut nommée et le mode d'admission déterminé en 1879. Quelques changements y furent seulement apportés en 1888.

En Suisse, le premier asile pour buveurs remonte à l'année 1865 ; depuis il s'en est créé plusieurs autres.

En Allemagne, le premier date de 1851.

L'Autriche, comme nous, est en retard ; c'est seulement en 1889 que l'on parla d'asile spéciaux ; en 1892, des fonds étaient votés pour en installer un.

En France, l'on ne s'était pas absolument désintéressé de cette question.

M. Bergeron, dès 1871, réclamait la création de ces asiles spéciaux et la fondation de Sociétés de tempérance.

M. Desjardins en parla à la Chambre en 1872, et M. Testelin au Sénat, en 1877.

En 1872, à la Société médico-psychologique, M. Falret réclamait pour les alcooliques des hôpitaux spéciaux ou, tout au moins, des sections dans les hôpitaux.

M. Magnan, dont la compétence est grande dans les questions d'alcoolisme, réclamait, en 1874, pour ces malades, l'internement dans un asile d'aliénés, mais en faisant remarquer qu'un séjour dans un asile spécial leur serait beaucoup plus profitable.

MM. Berthelot, Lancereaux, Th. Roussel se sont préoccupés aussi de ce traitement.

M. Legrain insiste encore en 1888, et depuis, il ne s'est pas tenu un congrès de médecine mentale qu'une voix autorisée ne se fasse entendre pour les mêmes réclamations.

Enfin en 1892, la question est mise à l'étude et, en 1894, le conseil général de la Seine décidait la création de cet asile spécial.

Depuis plusieurs années d'ailleurs, des essais de traitement, après l'initiative de M. Magnan, ont été tentés par MM. les Drs Briand et Marandon de Montyel, dans leurs services respectifs de Villejuif et de Ville-Évrard, où des quartiers spéciaux ont été réservés aux alcooliques.

Dans cette voie d'amélioration de leur traitement, nous n'aurons garde d'oublier le nom de M. le Dr Sérieux qui fut chargé d'un rapport sur les asiles étrangers, et qui, dans de nombreuses publications, rendit compte de sa mission. Elles nous ont été précieuses, et nous ont facilité beaucoup l'étude de ce traitement dans les asiles spéciaux.

Nous avons vu que le plus souvent l'état de l'alcoolique nécessitait son internement. Mais cet internement ne devrait pas avoir lieu dans un asile d'aliénés, où il ne saurait être soumis à une abstinence rigoureuse. Là en effet tous les malades touchent une ration de vin; les travailleurs, qui sont souvent des alcooliques, ont même une ration supplémentaire.

Le médecin, assez occupé déjà par les soins qu'il lui faut prodiguer à ses aliénés, les délaisse le plus souvent, et il leur arrive même parfois de se procurer des boissons du dehors.

Ils acceptent d'ailleurs très difficilement leur séjour au milieu de ces aliénés. Parfois même ils profitent de l'intelligence qui leur reste pour exciter ces malheureux contre le personnel, ou cherchent à augmenter ce délire pour se moquer d'eux.

Un tel internement peut encore avoir son utilité vis-à-vis de la société qu'il protège, mais ce n'est plus un traitement, c'est une détention.

L'asile qui leur convient, c'est celui où ils n'auront à leur disposition aucune boisson alcoolique et où il leur sera impossible de s'en procurer au dehors. Nous savons que l'abstinence seule peut les sauver; et comme, abandonnés à eux-mêmes, ils ne sauraient résister à la tentation de boire, c'est à nous de les placer dans des conditions telles qu'ils ne puissent sastisfaire cette passion.

Le régime intérieur de l'asile sera donc tel qu'il ne puisse être introduit à l'intérieur aucune liqueur, ni aucune boisson renfermant de l'alcool. M. Rouby, dans

un article paru dans les *Annales de la Société médico-
psychologique* (1894), demande que le terrain, sur lequel
travailleront les malades, soit complètement entouré de
murs assez hauts pour qu'aucune personne du dehors
ne puisse introduire de liqueurs à l'intérieur par des
moyens quelconques. Toutes les fournitures de l'asile
se feraient sans l'intervention des malades, pour éviter
le contact des fournisseurs avec ceux-ci.

Le personnel devra être tout entier dévoué à la noble
tâche qui leur est confiée ; il sera persuadé que, hors
de l'abstinence, il n'y a pas de guérison possible pour
leurs malades. MM. Magnan et Sérieux demandent même
l'abstinence totale de tout ce personnel, médecins et
directeur compris. Personne ne buvant dans l'asile, il
serait bien difficile aux malades d'y trouver de l'alcool.
Ce sera d'ailleurs pour eux d'un précieux exemple ;
ils comprendront peut-être par là l'inutilité de ces produits ; il y aura une sorte de « contagion morale ».

Certains médecins avaient pu penser qu'il suffirait
de modérer la quantité des boissons ; mais ce procédé
a dû être abandonné, car si, dans l'asile, les malades
paraissent s'en bien trouver, ils continuent à boire à leur
sortie et augmentent bientôt petit à petit la quantité qu'on
leur avait tolérée, pour atteindre bientôt leurs anciens
excès.

A quelques-uns même il a fallu très peu d'alcool
pour déterminer chez eux des accidents d'intoxication.
Certains se seraient crus insultés, si on les eût traités
d'ivrognes ; ils ne prenaient que des quantités très mo-
dérées de vin.

« Tous les efforts du médecin devront donc porter sur l'obtention de l'abstinence complète et durable de toute boisson contenant de l'alcool, même en très faible proportion ; c'est là encore une fois la clef de voûte du traitement » (Magnan et Sérieux).

A l'arrivée du malade on supprimera donc complètement toute boisson alcoolique. On a dit qu'il y aurait peut-être danger à cette suppression brusque ; cela pourrait amener un accès de delirium tremens. Il n'en est rien ; pendant leur séjour à l'Infirmerie spéciale, les alcooliques, même dans un état aigu, ne touchent jamais d'alcool, et il n'arrive pas d'accident. M. Marandon de Montyel a expérimenté cette suppression brusque, et il n'a observé que quelques malaises, quelques troubles sans gravité. Pendant l'année que nous avons passée, comme interne, dans le service de M. le Dr Briand, nous n'avons jamais observé de troubles graves, survenus à la suite de cette suppression d'alcool.

La boisson ordinaire sera l'eau, ou une infusion de houblon ou de gentiane. MM. Magnan et Sérieux veulent remplacer en partie l'alcool par des boissons excitantes comme le thé, le mathé, le café. Ils recommandent d'en distribuer de temps en temps aux malades. Notre maître, M. Briand, pense qu'il ne faut pas habituer les malades à des boissons qu'ils pourront parfois se procurer facilement, et il ne donne que de l'eau.

Nous croyons aussi superflue, sinon nuisible, la recommandation aux malades de boire du thé, du café ou autres boissons excitantes non alcooliques. Qui sait s'ils n'en abuseront pas plus tard ? N'oublions pas que leur volonté est faible, et qu'ils pourront faire des excès de café comme ils ont fait des excès d'alcool. Quant à ceux qui ne peuvent tolérer ce dernier produit, savons-nous si avec le thé ou le café ils ne s'intoxiqueront pas ?

M. le Dr Paul Garnier, à qui nous soumettions cette idée, nous rappelait volontiers qu'il s'était élevé un des premiers contre l'emploi de la cocaïne (on connaissait mal encore ce produit) pour le traitement de la morphinomanie, il avait dit qu'en préconisant cette substance, on ne savait si le remède n'était pire que le mal, et l'avenir lui a donné raison.

De même, en préconisant la substitution des boissons non alcooliques existantes aux spiritueux, prenons garde de substituer un poison à un autre. Nous ne voulons pas dire que le café soit aussi toxique que l'alcool, mais nous savons que son abus a déjà donné lieu à des accidents. M. Paul Garnier nous dit en avoir vu plusieurs cas très nets, et, nous-même, nous avons eu à examiner une femme, présentant des phénomènes d'excitation dus à des excès de café. Elle avait été internée déjà pour alcoolisme, et avait remplacé l'alcool par cette boisson ; elle en buvait deux litres par jour au minimum, nous a-t-elle dit.

Sans cependant en proscrire absolument l'emploi, nous croyons que ces substances excitantes ne doivent être employées que comme médicaments.

L'eau est donc la boisson par excellence, et après un court séjour, et sous l'influence de ce régime, les malades ne tardent pas à voir augmenter leurs forces, et

ceux qui sont sincères déclarent bien vite qu'ils se portent mieux que jamais.

Mais l'abstinence doit être aidée par d'autres moyens.
Le *travail musculaire* est en effet un facteur très impor-
tant de ce traitement, car il aide beaucoup à l'élimination de l'alcool, et constitue un grand moyen de distrac-
tion. Le travail agricole doit surtout être recommandé,
à cause du déploiement continu de force musculaire
qu'il nécessite, et du grand air que l'on trouve au
dehors, et qui aide lui aussi à l'élimination de cet alcool.
L'asile doit être dans la mesure du possible une colonie agricole ; le jardinage, le terrassement, la culture
maraîchère devront y être en honneur ; et s'il y a des
ateliers, ils seront vastes et bien aérés.

Comme ce travail est utile au traitement, il sera
obligatoire pour tous.

MM. Magnan et Sérieux demandent encore pour les
malades des distractions nombreuses (lecture, jeux,
spectacles, musique, etc.) ; cela leur rendra le séjour
de l'asile plus agréable et plus attrayant.

Le traitement psychique doit parfaire ce que, par
opposition, on pourrait appeler le traitement physique.
Le médecin devra s'attacher à étudier le caractère de
ses malades ; il devra les connaître tous personnelle-
ment, rechercher les causes du mal chez chacun d'eux,
et détruire leurs préjugés. Il s'efforcera de ramener
en eux de bons sentiments, il leur parlera de leur famille,
de leurs enfants ; il leur montrera la misère dans laquelle
les a plongés leur ancienne passion. Des causeries
intimes, des conférences sur les dangers et les effets

de l'alcool aideront aussi à chasser les anciennes erreurs, et à les ramener au bien.

La durée du traitement est enfin d'une importance capitale. Pour obtenir une guérison réelle, il faut que l'accoutumance à l'eau soit définitive ; le malade ne doit plus penser au vin, ni aux autres boissons alcooliques ; tout ce qui renferme de l'alcool doit lui faire horreur. Mais pour en arriver là, il faut un temps très long. D'après les statistiques de rechutes selon la durée du traitement, et elles sont nombreuses, il faudrait un minimum de six mois. M. Marandon de Montyel, par la statistique des cas qu'il a traités, établit également que ce sont ceux-là qui restent le moins longtemps à l'asile qui rechutent le plus facilement.

Quant à la sortie, il est généralement conseillé de procéder graduellement, et d'accorder auparavant quelques jours de permission et à plusieurs reprises, afin de tâter le degré de résistance du malade.

Enfin beaucoup de médecins pensent qu'avant de sortir il doit prendre un engagement solennel de ne plus toucher à une boisson alcoolique, et s'affilier à une société de tempérance, au sein de laquelle il ira se reposer et reprendre de l'énergie, pour lutter avantageusement contre les propagateurs de l'alcoolisme.

Une société de patronage s'occupera en outre de ceux qui n'ont plus ni famille, ni amis, et auxquels il serait difficile de se créer une situation nouvelle. Elle devra leur procurer du travail le plus tôt possible, l'ennui et l'oisiveté étant les grandes causes de rechute.

Tel est dans son ensemble le traitement que M. Magnan et particulièrement M. Sérieux préconisent contre le buveur d'habitude.

Nous avons même dit qu'un asile se construisait pour recevoir environ 5oo alcooliques et 5oo femmes aliénées. Les médecins protestent et contre le grand nombre des malades, et contre la proximité de ce quartier d'aliénées. M. Sérieux propose comme remède partiel du dernier point, de soumettre également ces femmes aliénées au régime de l'abstinence, ajoutant que ce ne pourra que leur être utile.

Quant au nombre, il serait à désirer qu'il y eût dans l'établissement plusieurs médecins ayant chacun leur service respectif. Nous avons dit en effet que le médecin devait connaître tous ses malades, et s'entretenir avec eux le plus souvent possible ; on voit la difficulté de le faire avec 5oo malades, appelés à être constamment renouvelés.

A l'étranger d'ailleurs les asiles spéciaux ne renferment pas plus de 100 malades, 15o est le grand maximum.

M. Forel, à Ellikon (Suisse), n'a ordinairement qu'une quarantaine de pensionnaires, il « considère le chiffre de 5o comme ne devant pas être dépassé » (Sérieux); c'est un *traitement moral individuel* qui convient à ces malades. Dans les autres établissements suisses analogues, le chiffre de la population n'est pas plus élevé. En Allemagne, en Amérique et dans le Royaume-Uni, les asiles spéciaux ne sont faits que pour un nombre très restreint de malades.

On voudrait encore que l'asile spécial de la Seine
soit, non pas une maison de refuge, mais une maison
de traitement, et il faudrait faire une sélection parmi
tous les buveurs; on ne veut pas de ceux qui sont con-
sidérés comme inguérissables. M. Sérieux voudrait
qu'on n'y acceptât ni les alcooliques chroniques trop
affaiblis moralement, ni les ivrognes invétérés; l'asile
spécial ne doit pas être « *le couronnement d'une longue
carrière d'ivrognerie* » il n'est pas fait pour les *« Invalides de l'alcoolisme »,* mais il s'adresse aux « *débutants* »,
aux internés pour la première fois, à ceux chez lesquels
l'intoxication n'est pas très avancée. Pour ceux qui ont
déjà à leur actif plusieurs séquestrations, pas de guérison probable, donc pas de place dans l'asile.

Voici la liste de ceux que cet auteur juge dignes
d'être admis, et capables d'être guéris.

1° Les sujets atteints de délire aigu ou sub-
aigu ;

2° Les dipsomanes (buveurs par impulsion irrésistible) ;

3° Les sujets chez lesquels l'ivresse revêt une forme
pathologique (ivresse avec fureur, ivresse excito-mo-
trice) ;

4° Les alcooliques chroniques désireux et capables
de guérir ;

5° Les buveurs d'habitude non délirants qui sollici-
tent eux-mêmes leur admission ;

6° Les sujets atteints d'hystérie ou d'épilepsie d'origine toxique, ou aggravées par l'intempérance ;

7° Les dégénérés, atteints de psychoses aiguës en

voie d'amélioration, chez lesquels l'alcool a servi de cause occasionnelle;

8° Les aliénés chroniques qui ne peuvent s'empêcher de boire;

9° Les malades atteints d'absinthisme, de morphinisme, de cocaïnisme, d'éthérisme, etc.

M. Magnan y voudrait voir encore les ivrognes récidivistes, condamnés pour ivresse sur la voie publique, les ivrognes hypocondriaques qui accepteraient volontiers un traitement dans une maison spéciale, mais non dans un asile d'aliénés.

On voudrait encore n'y recevoir que des malades assez jeunes, ne dépassant pas 50 à 55 ans environ, la guérison après cet âge étant excessivement rare, de l'avis des médecins étrangers qui généralement n'acceptent pas de malades au delà de 55 ans.

Nous savons que, lorsque nous aurons une loi sur les alcooliques, on y placera les malades de deux façons: ou d'office, lorsqu'il y aura eu ou délit commis, ou désordre dans la rue; ou bien librement, lorsque le buveur, reconnaissant son état maladif, demandera à entrer volontairement.

A l'étranger, au contraire, l'internement d'office a peu de partisans. En Suisse et en Allemagne les placements ne sont que volontaires, exception faite cependant pour le canton de Saint-Gall où, dans quelques circonstances, l'autorité administrative ordonne le placement. M. Forel estime qu'il ne faut admettre que des malades désireux de guérir.

A leur entrée dans son asile, il leur fait signer l'engagement de rester un temps suffisant pour que la guérison soit possible. Celle-ci ne peut s'obtenir qu'avec le consentement du malade ; aussi il règne une grande liberté dans son établissement, c'est l'open-door.

En Angleterre, la demande d'entrée doit être faite par le malade lui-même ; mais quand il est entré, on peut le garder même malgré lui. Diverses formalités sont d'ailleurs exigées pour l'entrée (deux certificats médicaux, enquête par le shérif).

En Amérique beaucoup des placements sont volontaires ; dans quelques États cependant l'autorité intervient et peut ordonner le placement.

En Autriche et en Russie lorsqu'il y aura des asiles spéciaux, les placements y seront ou d'office ou volontaires.

Lorsque M. Forel dit que la guérison d'un alcoolique ne peut se faire que s'il veut bien guérir, il émet une idée absolument juste ; mais il est à remarquer que, lorsque le malade a besoin d'être placé, il n'est guère en état de prendre lui-même une détermination aussi sérieuse que celle de son placement ; d'ailleurs, le plus souvent, il est un bien mauvais juge pour lui-même ; combien se figurent qu'ils ne boivent pas plus qu'ils ne doivent le faire ? Combien encore se croiraient capables de tenir la promesse de ne plus boire ?

Nous croyons donc utile l'intervention de l'autorité administrative si toutefois elle est légale, comme nous l'avons expliqué d'ailleurs précédemment.

Résultats du traitement des alcooliques dans l'asile spécial. — Nous connaissons à présent l'organisation générale de ce traitement par l'asile spécial, nous savons quels malades on veut y traiter, mais pouvons-nous dire quels en seront les résultats ? Que fera-t-on des alcooliques dont l'asile spécial ne voudra pas ? Nous craignons bien qu'ils ne soient tout simplement délaissés, car ni l'asile d'aliénés, ni surtout l'hôpital n'en voudront.

Quant à prévoir ce que donnera ce traitement en France, nous pouvons pour cela nous baser sur l'expérience déjà acquise à l'étranger, et un peu aussi sur les essais qu'ont tenté MM. Magnan, Briand et Marandon de Montyel.

En Suisse, pour l'asile d'Ellikon, M. Forel accuse 48 pour 100 de guérisons chez les sujets ayant séjourné plus de 4 mois à l'asile, 38 pour 100 seulement pour les autres.

En Angleterre, à l'asile de Rickmansworth, sur 266 buveurs traités, on compte 89 guérisons et 21 améliorations ; 90 sont retombés dans leurs anciennes habitudes ; pour 46 on est sans renseignements et les autres sont morts ou devenus aliénés ; cela fait une moyenne de 40 à 50 pour 100 environ de guérisons. La proportion est à peu près la même aux États-Unis.

Si nous songeons que chaque médecin à l'étranger ne traite que 50 malades environ, et que celui de l'asile spécial de la Seine en aura 500, nous pouvons dire déjà que le traitement moral y sera moins facile, et par suite le nombre des guérisons pourra s'en ressentir.

En Autriche on se plaint déjà de la possibilité pour l'asile d'être encombré bientôt par des chroniques, et de devenir non une maison de traitement, mais un lieu de refuge. Or l'asile de la Seine aura beaucoup d'analogies avec ceux-là.

Quant aux résultats déjà obtenus en France, ils ne sont guère concluants, étant donné que l'organisation n'a pu en être bien complète. MM. Magnan, Briand et Marandon de Montyel ont sans doute fait leur possible pour empêcher leurs malades d'user de boissons alcooliques, et cependant que de faits plus ou moins isolés à raconter sur la façon dont le traitement y est observé. Ici c'est un malade qui, chargé de la cave du médecin, s'accoutume à l'abstinence, en buvant le vin de ce médecin ; c'est qu'il avait juré de ne plus boire, et le médecin l'avait cru. Ailleurs, c'est un malade qui s'est procuré un litre d'absinthe ou d'autre liquide très alcoolique, et qui s'empresse d'aller le boire en compagnie de ses compagnons d'infortune. Un malade nous a même raconté que, bien que l'abstinence soit la règle pour les alcooliques du service où il se trouvait, il arrivait cependant à boire de temps en temps un verre de vin ; c'était un homme réputé travailleur et rendant des services; quand il travaillait chez le médecin, une personne de l'entourage de ce médecin lui faisait avaler à la dérobée un verre de vin. Pour ce traitement, comme nous l'avons dit déjà, il faut un personnel spécial, sachant la valeur du traitement par l'abstinence.

M. Marandon de Montyel dit n'avoir obtenu qu'une proportion très minime de guérisons, et il en trouve la cause dans l'impossibilité où il se trouve de garder les malades assez longtemps. Ajoutons à cela que la surveillance n'y est pas assez sévère; beaucoup de malades s'y procurent des liqueurs du dehors; ils vont et viennent dans l'asile, et ont souvent la facilité de se rencontrer avec des étrangers.

A Villejuif, le traitement par l'abstinence est pratiqué pour les femmes alcooliques ; les gardiennes de ce quartier sont des buveuses d'eau ; les malades y sont surveillées autant que possible, et on leur parle très souvent, dans des conférences ou des causeries particulières, de la nocuité de l'alcool. A leur sortie même, on les enrôlait, lorsque nous étions interne du service, dans une Société de tempérance, et toutes faisaient le serment de ne plus boire ; mais, comme plusieurs nous l'ont dit d'ailleurs, c'était là un vrai serment d'ivrogne. La Société de tempérance, le serment, tout cela facilitait la sortie, en devançait même la date. Et aussitôt en liberté, après un jour ou deux, beaucoup d'entre elles désertaient la Société de tempérance pour aller se réunir dans une société plus agréable pour elles, et dont le programme était exactement la contrepartie de la première. Là on chantait, on riait, mais surtout on buvait.

Nous avons recherché quelle pouvait être la proportion des rechutes, mais les résultats que nous avons obtenus ne sauraient avoir une valeur absolue, car ils ne nous donnent que le nombre des malades rentrées de nouveau dans le même service. Voici ces chiffres néanmoins : depuis octobre 1895, date de l'ouverture du quartier spécial, jusqu'en juin 1897, 596 malades y ont été traités pour alcoolisme ; sur ce nombre 28 sont décédées, 192, dont 17 rechutes, ont été transférées dans d'autres asiles, 76 ont été traitées plusieurs fois (jusqu'à 5, 6 et 8 fois), 137 étaient encore en traitement.

En combinant ces chiffres, nous sommes arrivé à une moyenne de 30 rechutes pour 100 environ ; et cela dans un espace de deux ans à peine ; et encore ne faudrait-il pas croire à la guérison des autres, qui ont pu se remettre à boire sans présenter d'accès délirant, ou qui se sont fait soigner ailleurs.

MM. Magnan et Sérieux n'espèrent pas d'ailleurs avoir une moyenne de guérisons aussi élevée qu'à l'étranger ; ils comprennent bien que le système du placement d'office augmente la difficulté du traitement, et ils se déclarent satisfaits si 30 à 35 pour 100 guérissent.

Mais que fera-t-on alors de ceux qui auront de nouveaux accès, et qui seront regardés comme inguérissables? Nous avons pensé que si on arrivait à connaître quelques-unes des causes qui engendraient cette rechute, on pourrait utiliser cette découverte pour tenter de restreindre encore le nombre des invalides de l'alcoolisme, et nous avons pensé à examiner ceux qui défilaient devant nous à l'Infirmerie spéciale.

Nous n'avons pas tardé à nous apercevoir qu'un certain nombre d'entre ceux qui avaient déjà été traités pouvaient en être regardés comme les habitués. Quand on les envoyait dans un asile, ils mettaient plus longtemps à revenir parce qu'ils étaient enfermés ; au contraire, si on les mettait en liberté, il n'était pas rare de les voir reparaître huit ou quinze jours après. Nous

les appellerions volontiers les récidivistes de l'alcoolisme.

D'une façon générale ce sont des individus qui ont
pu travailler autrefois, mais qui, depuis leur sortie, sont
restés des déclassés. La plupart n'ont pas de situation
fixe, vivant au jour le jour, allant de garni en garni
tant qu'il leur reste quelque argent en poche. Mais ils
sont incapables de se créer une vie régulière ; souvent
ils n'ont pas le courage de se chercher du travail, et
accepteraient volontiers l'aumône du passant, si la
crainte de la police ne les empêchait de la solliciter.

Il se pourrait que quelques-uns d'entre eux, qui avaient
perdu leur place à la suite de leur internement, éprou-
vent de réelles difficultés à en trouver une nouvelle ; et
tombent ainsi dans la misère. Ils sont alors réduits à
redemander un gîte à la maison hospitalière qui les
avait accueillis une première fois. Avec la meilleure
volonté du monde, on arrive parfois à ne pouvoir gagner sa vie, mais chez beaucoup il y a vice, ayant pu être
engendré par les excès de boissons, ou peut-être qui a
conduit lui-même à ces excès. C'est la paresse, et ce
vice ne se guérira pas avec le traitement dans l'asile
spécial, où les malades sont bien nourris et bien logés
et où de nombreuses distractions les attendent. Soyez
persuadés que, dès qu'ils ne pourront plus trouver au
dehors une alimentation suffisante, ils sauront penser
à l'asile, au bon lit et à la nourriture saine qui les y
attendent.

Tous ceux qui repassent à l'Infirmerie pour alcoolisme, ne sont pas de ceux-là ; quelques-uns ont eu foi

dans la modération, et sont retombés presque malgré
eux, mais nous croyons que le plus grand nombre sont
plutôt des paresseux que des alcooliques.

Le temps est loin où l'on se croyait misérablement
déchu à l'idée d'entrer à l'hôpital ou dans un asile. La
prison elle-même a ses habitués qui, l'hiver, accourent
en masse se mettre à l'abri des intempéries et chercher
la nourriture qu'ils auraient eu trop de peine à trouver
au dehors. Qui n'a vu à l'hôpital de ces faux malades
aussi exigeants qu'insupportables ? c'est qu'ils savent
fort bien simuler une maladie. Il est dur sans doute de
se faire passer pour un fou, et cependant nous en avons
connu qui n'hésitaient pas à l'essayer. Parmi ces derniers beaucoup d'alcooliques se retrouveront pour demander leur hospitalisation à l'asile spécial.

Vous croyez peut-être que la peur de l'abstinence
les arrêtera ? M. Marandon de Montyel nous dit au contraire que presque tous les malades acceptent facilement ce régime. Quelques-uns d'ailleurs ne boivent pas
beaucoup, car il leur faut peu de choses pour les faire
délirer, et la privation d'alcool ne les gêne guère.

Beaucoup s'étonneront sans doute de ce que nous
venons de dire, et nous taxeront d'exagération. En suivant quelques mois les visites de l'Infirmerie spéciale,
ils se rendraient vite à l'évidence.

On ne voit dans les asiles qu'une bien faible partie
de ces vagabonds de l'alcoolisme, car beaucoup sont
remis en liberté.

Leur façon d'agir dès leur sortie de l'asile est d'ailleurs édifiante à ce point de vue. Nous ne pouvons céder

au plaisir de vous citer un fait qui nous a été raconté et qui est absolument authentique : Il y a quelques mois un médecin d'un asile de la Seine fit sortir le même jour douze ou quinze alcooliques ; presque tous se retrouvèrent le jour même chez le premier marchand de vins.

Voici à présent quelques observations où l'individu ne tente rien pour se guérir et cherche même à se faire envoyer dans un asile :

B... Fr..., charretier, âgé de 43 ans, sort de l'asile Sainte-Anne le 4 juin 1897 ; il s'empresse aussitôt d'aller boire, et le même jour est emmené au poste de police, condamné pour ivresse, et va à Mazas d'où il sort le 8 juillet.

Le 16 il entre à l'Infirmerie spéciale, où il se montre assez tranquille ; il se plaint de ne pouvoir faire un pas sans entendre crier autour de lui : « Voilà Fr..., voilà B... l'assassin » ! Il a, dit-il, cherché du travail ; il a songé à aller trouver son frère qui habite la banlieue parisienne, mais il n'a pas mis ce projet à exécution, car il y avait, dit-il, danger pour lui à franchir les barrières. Aussi a-t-il préféré se rendre dans un commissariat de police pour se faire envoyer à l'Infirmerie, pour de là être ramené de nouveau à l'asile.

P..., journalier et célibataire, avait en juillet dernier été conduit dix fois déjà à l'Infirmerie du Dépôt, depuis 1890. Les dernières remontaient au 31 mai et 11 juin 1897. Il y a chez lui une exagération surprenante de la vérité : il ne peut, dit-il, s'empêcher de boire, « c'est plus fort que lui. Qu'il soit seul ou avec des camarades, il faut qu'il boive ! Et cela dure ainsi depuis 8 ou 10 ans environ. On ne saurait croire la quantité d'alcool qu'il absorbe journellement : 30 absinthes, autant de marcs, sans compter le reste. Ces derniers temps surtout il a bu, aussi a-t-il le feu dans le corps, et on ferait bien de l'envoyer à Sainte-

Anne, où *là seulement il se trouve bien !* » La nuit il ne peut dormir « à cause des voix qu'il entend, et le matin il a mal à la tête ».

Une telle consommation doit avoir produit des signes très nets d'alcoolisme, et cependant il n'a qu'un tremblement volontaire des mains, qui n'est pas celui de l'alcoolique. Il dort bien et mange bien. Il n'a été excité que le jour de son entrée. Il avait dû employer son dernier argent à boire, afin qu'on puisse le prendre pour un malade.

C'est là sans contredit un cas bien net de simulation. Quelques malades n'hésitent même pas à insister pour obtenir l'internement.

L'un d'entre eux, qui avait passé par bien des carrières, mais sans s'y enrichir, prétendait « qu'il avait assez travaillé, et que le gouvernement pouvait bien le nourrir. Si on ne veut pas de lui une première fois, ajoute-t-il, il saura bien revenir; mais s'il rentre, il ne demandera plus à sortir, ce sera sa retraite ». Il l'a bien méritée d'ailleurs, ayant à son actif 12 entrées à l'Infirmerie, dont 7 internements.

Une malade, qui en était seulement à sa deuxième entrée lorsque nous l'avons examinée pour la première fois, et qui est d'ailleurs revenue depuis, a été internée selon son désir. Elle voulait absolument aller à Sainte-Anne ! « Étant très faible, il lui faut des douches, des bains et une bonne nourriture. En ce moment elle ne fait rien et ne peut plus gagner sa vie. Elle a été bien soignée à Sainte-Anne, et veut y revenir pour n'en plus sortir. Pour cela elle a vendu tout son mobilier ». Elle ne veut cependant pas aller à Nanterre, comme on le lui propose.

Elle raconte des histoires fantastiques qui la font sourire et auxquelles elle ne paraît pas croire beaucoup. Elle est enceinte d'une couleuvre depuis 7 ans.; on l'a mise au milieu des serpents, au milieu des flammes, on l'a guillotinée ; on la foudroie, elle a été coupée et déchirée par des ennemis qu'elle ne veut cependant pas poursuivre. On lui trafiquait ses vins, on lui tournait les sangs ; on lui faisait même parfois éprouver les jouissances du coït, tout comme si elle avait eu commerce avec un homme, etc. N'ayant pas été internée alors, elle revint (fin octobre 1897), et elle ne se plaignit plus que d'être enceinte de son mari, mort depuis 4 ans environ. Mais « elle croyait absolument qu'elle avait besoin d'être soignée à Sainte-Anne. Elle s'était présentée dans divers hôpitaux, elle avait vu le commissaire de police, et partout on lui avait dit que c'était Sainte-Anne qu'il lui fallait ». Comme il y avait chez elle un fond de débilité mentale, son désir a été exaucé, et elle a été internée.

Il nous serait facile de multiplier de tels exemples ; il ne se passe pas de semaine qu'il ne s'en présente plusieurs ; quelquefois le même jour. Sans doute beaucoup d'entre eux ne sont pas des alcooliques, mais il ne dépend que de leur bourse de le redevenir; et ils y arriveront dès qu'ils auront un peu d'argent.

Ils ont trouvé à l'asile une vie bien plus facile, bien plus heureuse qu'au dehors, et ils s'accrochent désespérément à cette bouée salutaire. Ils n'ont pas le courage de faire un métier, de chercher un travail suivi; mais dites-leur: faites ceci ou cela, aussitôt ils se mettront à l'œuvre; pourvu toutefois que l'ouvrage demandé ne soit pas trop long. Ils aiment la douce flânerie, ce sont des bohèmes. Surtout ne leur donnez pas d'argent, ils ne savent que le porter chez le marchand de vins, où ils offrent la tournée traditionnelle aux « copains ». Ils ont si bon cœur!

Et quand l'argent ne vient pas, quand ils ont dé-
pensé le pécule qu'ils avaient gagné à l'asile, ils men-
dient parfois, comme cela est arrivé tout dernièrement
à l'un d'eux dont le cas mérite d'être cité; dans son
dossier, nous avons trouvé un certificat médical qui
peint parfaitement le récidiviste en général :

A... M... est âgé de 56 ans, et a exercé autrefois la profession
de maçon ; il entre à l'Infirmerie le 10 ou le 12 du mois dernier,
venant du Dépôt. Quand nous le voyons, il est très calme, cause
bien, et ne paraît avoir aucun état délirant. Il nous raconte alors
qu'il s'était évadé de Ville-Évrard trois ou quatre jours auparavant, et qu'on l'avait arrêté sous prétexte de mendicité. Il était
près d'une église à regarder les passants, quelques mendiants se
trouvaient là et il avait été compris dans la rafle. En réalité il
avait été pris la main tendue vers les passants, mais il avait
répondu au commissaire que ce n'était pas pour mendier. Il est
d'ailleurs coutumier du fait, et n'en est pas à sa première condamnation pour mendicité et vagabondage. C'est alors qu'en
feuilletant son dossier, nous y avons lu le certificat médical suivant, signé de M. le Dr Legrain :

« M... est atteint de dégénérescence mentale avec alcoolisme
chronique. Ce malade s'est évadé pendant qu'il était censé travailler dans l'atelier de serrurerie, en forçant une porte dissimulée
qui donne issue des ateliers sur la campagne.

« Ce malade, autorisé à sortir des ateliers pour travailler dans
l'établissement, sous la surveillance du chef d'atelier, avait été
surpris la veille par le gardien C... de planton dans la cour des
ateliers au moment où il introduisait sous ses vêtements une
bouteille d'alcool.

« A la suite de ce fait, j'avais donné ordre de consigner aux
ateliers le malade M..., et de lui supprimer toute la liberté dont
il faisait un si étrange usage. C'est sous le coup de cette mesure
que M... a décidé de s'enfuir.

« *M... est un de ces chevaux de retour qui se cramponnent à l'établissement comme à un garde-manger, et qui le quittent dès qu'ils n'y ont plus leurs aises.* A différentes reprises on lui avait proposé sa sortie sans qu'il voulût l'accepter.

« Plusieurs fois récidiviste, M... a déliré sous l'empire de l'alcool, à chacun de ses internements.

« Il est bien certain qu'il recommencera à boire et qu'il pourra, sous l'empire de la boisson, faire quelque mauvais coup. C'est donc un homme à surveiller. Malgré cela l'établissement de Ville-Évrard ne paraît pas convenir à son cas. Je crois parfaitement inutile de le réintégrer en ce moment ».

Depuis deux ou trois mois cependant le nombre en a diminué à l'Infirmerie spéciale ; d'après la statistique de ces trois derniers mois, nous serions en retard de 100 malades environ sur les années précédentes.

Nous nous réjouissions déjà de cette décroissance, car elle portait surtout sur les alcooliques, lorsque, il y a deux ou trois jours, on nous apprenait que le nombre des entrées volontaires avait augmenté de beaucoup à Sainte-Anne, et que, dans certain estaminet, se faisaient la plupart de ces placements. Le patron, bon enfant, moyennant quelque litre de vin, allait déclarer que son client était toujours ivre, qu'il lui semblait fou ; il n'en fallait pas davantage pour faire admettre ce client à l'asile.

Ils avaient déserté l'Infirmerie spéciale ! c'est que là, selon leur expression « on n'y coupait plus, leur truc était évincé ». Les médecins en mettaient le plus grand nombre à la porte ; cela ne faisant pas leur affaire, ils ont donc cherché ailleurs.

Mais ce qui montre mieux encore que c'est bien la

bonne nourriture et le bon gîte qu'ils vont chercher dans les asiles d'aliénés, c'est qu'ils ne veulent pas rester à l'Infirmerie, quand on les met en observation, et ils réclament bientôt leur sortie, disant qu'ils ne sont point malades. L'installation de celle-ci n'est point en effet aussi luxueuse que celle des asiles, la nourriture n'y est pas aussi succulente. A Nanterre, il y a un dépôt où l'on envoie les personnes indigentes, pour qu'elles puissent y gagner quelque argent et trouver ensuite du travail au dehors. Lorsque nos faux malades se plaignent de n'avoir plus de ressources, on leur propose de les y envoyer; mais ils n'acceptent que lorsqu'ils ont été poussés à bout, et ils n'y font pas un long séjour : on n'est pas bien à Nanterre !

On nous objectera sans doute que les gens que nous venons d'étudier sont bien peu intéressants, et que, n'étant pas de vrais malades, il suffit de les rejeter dans la rue, d'où ils nous sont venus, ou, si leur état de misère est grand, de les envoyer dans un dépôt de mendicité.

A cela nous répondrons, que chez eux la paresse existe en effet, mais elle y existe à l'état de maladie, pour ainsi dire ; l'alcoolisme a déjà passé par là et il en reste un fonds qui se montre à nous précisément sous l'apparence de cette paresse ; il reste chez eux un état d'abrutissement qui les rend incapables d'un effort persévérant pour se trouver du travail ; et lorsque la paresse a même engendré l'alcoolisme, celui-ci a encore exercé son influence, en augmentant l'état flegmatique préexistant.

A côté d'ailleurs de ces faux alcooliques, il en est

d'autres qui ont des accidents dus à la boisson, et contre lesquels ils n'ont jamais essayé de réagir fermement. Ils se sont bien trouvés à l'asile, et ils en ont conclu que, si jamais ils retombaient en délire, le mal n'en serait pas grand, et que cela ne serait pour eux qu'une villégiature.

En voici d'ailleurs deux observations très nettes. L'une d'entre elles a été publiée dans le livre déjà cité de M. le D\u02b3 Paul Garnier, l'autre est de date toute récente, et montre bien l'insuffisance du traitement par l'abstinence avec douceur, le malade ayant séjourné dans un quartier spécial d'alcoolisés un temps suffisant.

« G... Ch., 43 ans, journalier, est fils d'un alcoolique. A 14 ans, il eut une fièvre typhoïde qui n'a pas entravé son développement physique ; sa constitution est des plus robustes et il est d'une vigueur peu commune.

« D'intelligence au-dessous de la moyenne, G... a fréquenté l'école communale mais n'est pas parvenu à apprendre à lire...

« Il a servi dans la marine et a commencé, à cette époque, à boire de l'absinthe. De caractère naturellement doux, il devient très redoutable dans ses accès de surexcitation alcoolique. Ceux qui le connaissent disent de lui : « *à jeun, c'est un mouton; c'est un lion déchaîné lorsqu'il a bu* ».

« Plus de quarante fois, l'occasion m'a été fournie de le voir ainsi, au moment de son arrivée au Dépôt. La face vultueuse, les yeux injectés de sang... le corps inondé de sueurs et secoué de tremblements, G... donne l'image la plus complète de l'hébétude alcoolique.

« Fréquemment, dans la crise de délire alcoolique, le malade se fait auto-accusateur... Il court chez le commissaire de police et, au comble de l'effarement, raconte qu'il vient de tuer sa femme. Il indique la scène du meurtre... Il a vu couler le sang, etc., etc.

« Il avait une vive affection pour sa femme, morte en 1889.

Dans le délire, il s'emporte en invectives contre elle ; il prétend
que c'est elle qui est à la tête de ses ennemis... il ne parle que de
la tuer... Lorsque son délire s'est dissipé, il n'a que des louanges
sur la morte.

« Très fréquemment, l'absinthe a développé passagèrement chez
G... des attaques épileptiformes. Transféré à l'asile, il élimine
rapidement le poison épileptogène et mes collègues n'ont pas,
comme moi, l'occasion de constater ces crises convulsives absolument indéniables. G... n'est pas un simulateur ; il n'a jamais
montré, en dehors de son entraînement à boire, de mauvais
instincts. A l'asile, il est très doux, plein de bonne volonté. »
(Paul Garnier).

Nous connaissons nous même très bien ce malade, nous l'avons
vu souvent à l'asile, où il se montre très docile, acceptant volontiers
les observations qu'on lui fait au sujet de sa mauvaise passion, et
il ne sait que répondre: « Que voulez-vous, c'est plus fort que moi ».
Il promet naturellement, à sa sortie, de ne plus boire, mais à peine
est-il au dehors qu'il se remet à boire et alors apparaissent de nouveau les phénomènes qu'a si bien décrits notre maître dans l'observation. Depuis quelques années ses idées de persécution ont semblé
se porter tout particulièrement sur la police. Quand il est pris de
boisson, il ne peut s'empêcher de rudoyer les agents, et à plusieurs
reprises il en a frappé assez grièvement deux ou trois. Quand il
les voit, il se jette sur eux et, étant donnée sa constitution her-
culéenne, on a beaucoup de mal à le maintenir. Mais l'accès est,
chez lui, le plus souvent de très courte durée, et en quelques
jours il n'en paraît plus rien. Seule l'habitude de boire persiste,
et il n'a encore retiré aucun bénéfice des traitements qu'il a subis,
car il a été bien souvent interné dans les divers asiles de la Seine,
voire même dans un quartier d'alcooliques.

R... S..., âgé de 56 ans, a une démarche peu assurée ; il est
déjà tout cassé, l'alcoolisme l'a vieilli beaucoup.

Son début dans les asiles ne remonte qu'à l'année 1891
(octobre), il n'y séjourna qu'un mois.

Mais il reparaissait huit mois après à l'Infirmerie spéciale, toujours avec des accidents d'alcoolisme ; envoyé à Sainte-Anne, il s'en est évadé le 4 avril 1893, a été réintégré le 28, mais mis en liberté presque aussitôt.

Il n'a pas conservé longtemps cette liberté, car moins d'un mois après sa sortie, le 28 mai, il était de nouveau amené à l'Infirmerie. M. le Dr Legras, qui l'a vu alors, signale chez lui des hallucinations de la vue et de l'ouïe, des divagations, la peur, l'insomnie, et des idées de persécution. Il a du tremblement de la langue et des mains. « Son propriétaire vient la nuit le tirer hors de son lit ; on l'insulte, on le vole ».

Il est envoyé dans un quartier spécial pour alcooliques, où il reste environ 8 mois : il ne sort que le 25 janvier 1894. Il devrait donc avoir retiré un certain bénéfice du traitement, il ne devrait plus à sa sortie se remettre à boire.

Et cependant le 10 février, environ 15 jours après sa sortie, nouvelle entrée à l'Infirmerie où M. le Dr Paul Garnier constate qu'il a « des apparitions terrifiantes, des illusions et des hallucinations presque exclusivement nocturnes ».

Il ne séjourne que trois mois à l'asile, et cependant il ne reparaît à l'Infirmerie qu'un an après, le 22 juin 1895. C'est qu'il a sans doute trouvé du travail lors de sa sortie, ce qui l'a empêché de boire. Nous voyons apparaître chez lui de nouveaux symptômes, l'affaiblissement des facultés se prononce de plus en plus, il n'a plus conscience de sa situation, raconte des vols imaginaires, se croit persécuté par des individus qui veulent lui faire du mal. Il se plaint de l'infidélité de sa femme, et prononce contre elle des menaces de mort ; il commence à y avoir chez lui des idées homicides ; c'est presque un impulsif.

Il est gardé à l'asile jusqu'au 17 août 1896.

Le 6 janvier 1897, il s'est rendu au commissariat de police pour dénoncer un homicide imaginaire qu'il disait avoir commis sur sa femme dans le courant de la nuit. Le 7 mai, il s'évade de l'asile où on l'a envoyé, et est laissé en liberté.

Enfin nous l'avons vu le 30 novembre dernier ; il était allé au commissariat de police demander son arrestation, car il fallait qu'il tue sa femme et son enfant : il se sentait poussé à accomplir cet acte, et incapable de résister. Il était en effet porteur d'un rasoir et d'un couteau-poignard.

Là, il nous a raconté qu'il s'était mis en route pour assassiner sa femme, qui, dit-il, vit avec un autre. A plusieurs reprises il a essayé de rejeter ses armes, mais il les reprenait bientôt, et pour éviter un crime, il était allé au commissariat.

Il prétend ne plus boire d'alcool ni d'absinthe, mais, devant notre insistance, il avoue prendre du vin et un peu d'eau-de-vie dans le café.

Il nous fait encore des récits divers et bien bizarres : « Un coquin lui a pris sa femme ; il veut le tuer, avec un gros revolver, s'il vient la chercher ». Il est assez calme cependant, et ne présente qu'un léger tremblement des mains.

En ce moment il n'a pas de travail, ce qui laisserait à supposer que, pour se distraire il a bu un peu plus, ce qui a amené chez lui cette impulsion homicide.

En résumé, voilà un individu qui, malgré un traitement assez prolongé, n'a pas su rester abstinent, bien qu'il semble faire moins d'excès. Ce qui, chez lui, a dû produire ces divers accès, c'est surtout le manque de travail, la paresse qui a donné lieu à boire un peu plus que de coutume.

Nous croyons donc que beaucoup de ces rechutes sont dues à ce fait qu'un grand nombre d'anciens internés ont pris goût au séjour de l'asile, et ne font plus aucun effort pour tenter de n'y plus rentrer; leur vie au dehors est plus pénible et bien moins agréable que celle de cette hospitalière maison, ils n'ont donc pas de raison pour s'en éloigner.

Et nous avons pensé qu'en supprimant le côté agréable du séjour à l'asile, nous arriverions peut-être à quelques bons résultats.

III. — *TRAITEMENT MORAL DANS L'ASILE DE RIGUEUR*

Cette suppression des agréments d'une maison de traitement, nous ne la demandons que pour ceux qui ont déjà subi un premier internement, pour les récidivistes, et surtout les récidivistes paresseux.

L'établissement, que nous rêvons pour cela, serait non pas seulement une maison de détention, un dépôt de mendicité, comme cela existe en Belgique où, sur 3,500 reclus vicieux que renferment les dépôts de mendicité, 9/10 sont des alcoolisés (ceux-ci y sont retenus d'ailleurs de 2 à 5 ans), mais aussi une maison de traitement.

La détention nous paraît une mesure utile tout au moins pour la société. Que de crimes et de délits relèvent en effet de ces vieux alcooliques ! Ce serait un grand débarras pour cette société.

Le traitement y serait d'ailleurs analogue à celui des asiles spéciaux ordinaires, il serait seulement plus rigoureux, et c'est pour cela que nous dénommons cet établissement asile de rigueur.

L'idée n'est pas d'ailleurs absolument nouvelle. Dans plusieurs circonstances, un de nos chers maîtres, M. le Dr Vallon, a demandé un asile spécial pour alcooliques, mais un asile sans aucun luxe, et où on ne leur servirait que le nécessaire. M. le Dʳ Paul Garnier, s'inspirant d'un autre ordre d'idées, a demandé aussi pour certains alcooliques un asile de sûreté ; il arrive fréquemment en effet que, sous l'influence de la boisson, beaucoup d'entre eux commettent un délit, voire même un crime, et que le même acte se répète parfois fréquemment ; en les mettant dans un asile de sûreté, la société se trouverait ainsi protégée.

Dans notre asile de rigueur, la nourriture des malades y sera saine, mais non recherchée, la ration sera en quelque sorte physiologique et rien que cela : à onze heures, morceau de viande avec soupe, le soir, légumes (pommes de terre, riz, macaroni, haricots, lentilles) ; elle ne sera pas en trop grande quantité, mais suffisante ; l'ancien régime du soldat nous paraît remplir les conditions voulues.

A la portée des malades seront des cruches remplies d'eau, car l'abstinence est la règle aussi.

Les logements seront propres, mais sans décor, toujours la caserne du soldat, vaste et silencieuse. Comme distractions le travail et la lecture de brochures ou livres antialcooliques.

Le travail y sera méthodique, rigoureux, sévère, et, cela va sans dire, obligatoire pour tous.

L'emploi de la journée sera déterminé d'une façon très précise ; rien ne sera laissé au hasard ; heures de travail, heures des repas, tout cela sera réglé d'une façon minutieuse.

Les contraventions au règlement seront sévèrement punies. Si la faute est légère, simple réprimande par le directeur-médecin de l'établissement, et selon la gravité croissante, réprimande publique, salle de police, régime cellulaire, tel que cela est pratiqué dans l'armée.

Si enfin la faute tombe sous le coup d'une loi pénale, le coupable, reconnu responsable devant la loi, sera traduit devant les tribunaux compétents.

Les jours de repos une conférence, obligatoire pour tous, sera faite par le personnel médical ou des personnes compétentes du dehors qui voudraient bien s'en charger, sur les inconvénients de l'alcool, ou un autre sujet se rattachant à la question de l'alcoolisme. Le médecin devra connaître ses malades et leur causer familièrement aussi souvent que possible.

Des précautions spéciales seront prises pour ne laisser communiquer les pensionnaires avec aucune personne du dehors.

Quant à la durée de l'internement, elle devra être d'un minimum d'un an, et augmentera avec le nombre des récidives.

Nous conservons, on le voit, les principes du traitement précédent : abstinence, travail, éducation morale et durée. Nous ne supprimons que les distractions.

Nous osons espérer que ce régime de régularité et de discipline sévère pourra faire renaître chez quelques-uns de nos malades un peu de leur ancienne énergie ; leur caractère se façonnera à nouveau, et ils pourront peut-être à leur sortie soutenir victorieusement les épreuves de la vie, et résister honorablement aux tentations de l'alcool.

En tout cas, il est probable qu'ils chercheront à éviter avec plus de soins un nouvel internement, car un tel régime ne saurait être considéré comme agréable.

Quant à l'État ou au département, il y trouvera un intérêt ; les dépenses y seront moins élevées que dans les asiles ordinaires. Au lieu de coûter 2 fr. 5o ou 3 francs par jour et par tête, comme cela existe actuellement pour les asiles de la Seine, nous croyons qu'une dépense de 1 franc à 1 fr. 5o suffira. L'économie réalisée est donc énorme !

Quant aux travaux qui seront confiés aux malades on s'efforcera d'en choisir qui puissent rapporter à l'asile, qui en vendrait les produits au dehors.

Toutefois on s'en tiendrait à ceux qui permettent au malade son placement facile au moment de sa sortie.

Pour exciter d'ailleurs le zèle des chefs d'atelier, un certain bénéfice leur serait laissé sur leur fabrication.

Nous recommandons spécialement les travaux agricoles.

Enfin, à sa sortie, le malade ne sera pas abandonné. Souvent la rechute est due au manque de travail.

Le malade sortant a cherché vainement à s'embaucher quelque part et est arrivé bientôt au découragement, de là à regretter l'asile il n'y a qu'un pas !

Aussi la sortie définitive ne sera faite que lorsque l'avenir prochain du malade aura été assuré par un parent, ou un ami dévoué. L'un ou l'autre devront donner au médecin tous les renseignements concernant la situa-

tion qu'ils ont à offrir à leur malade ; ils promettront de
s'occuper de lui, de veiller à ce qu'il se tienne bien à
son travail, et ne se remette pas à boire.

Si ce malade n'a ni parent, ni ami, il y aura lieu de
le confier aux bons soins d'une Société de patronage.

SOCIÉTÉ DE PATRONAGE

Nous avons toujours conseillé d'adresser les malades
à une Société de patronage au moment de leur sortie
de l'asile, voire même quand la maladie n'exigeait pas
l'internement ; nous l'avons conseillé surtout lorsque
ces malades n'avaient aucune personne qui s'intéressât
à eux. Il nous faut dire quelques mots de ces sociétés.

Nous connaissons déjà le fonctionnement de quelques sociétés de ce genre : l'œuvre de patronage et asile
pour les aliénés indigents sortis de La Salpêtrière ou de
Bicêtre, fondée en 1841 par M. le Dr Falret. Des sociétés
de patronage du même genre ont encore été créées
dans quelques départements ; leur but est de fournir
aide et protection, et parfois même un secours aux ex-
aliénés dans l'indigence.

Une société de patronage a même été fondée dernièrement, par une société de tempérance française, pour
aider les alcooliques à leur sortie de l'asile.

Mais nous croyons que la plupart d'entre elles se
servent de moyens insuffisants ou même nuisibles,
comme donner de l'argent à un alcoolique.

D'après nous, le grand soin de la société de patro-

nage, pour anciens alcooliques, devra être de leur procurer une situation lors de leur sortie d'un asile, et de
leur fournir les moyens de ne pas retomber dans leurs
anciennes passions.

Le premier but de la Société sera atteint si parmi
les sociétaires se trouvent des personnes de toutes si-
tuations et de toutes professions. Chacun d'eux pourra
se charger du placement des malades de sa profession ;
par ses relations avec ses collègues, il lui sera plus
facile de le faire qu'à tout autre ; un boucher, par
exemple, placera plus facilement un garçon boucher,
que si ce soin était réservé à un cordonnier.

Mais pour arriver à avoir un nombre suffisant de sociétaires, il faut en faciliter le recrutement, et pour cela
nous croyons utile de nous adresser à tous les membres des Sociétés de tempérance. Mais comme c'est
avant tout une œuvre de bienfaisance que nous entre-
prenons, nous devons accepter tous les aides. Beaucoup
accepteront de faire partie de la société, si vous leur
dites qu'il s'agit de secourir des malheureux qui se sont
laissés entraîner à faire des excès de boissons, et qui ne
sauraient boire sans de graves inconvénients pour leur
santé, et qui refuseraient si vous leur causiez des sociétés d'abstinence. Il faut encore tenir compte des préjugés actuels.

Une certaine publicité pourrait être faite pour la
fondation de cette société.

Enfin des personnes riches et charitables pourraient
contribuer à la prospérité de la société en se chargeant

du second but, fournir aux anciens alcooliques les moyens de ne pas retomber. Pour cela il faudrait instituer quelques restaurants de tempérance, cafés de tempérance, et lieux de réunion, toutes choses qui exigent une avance de fonds considérable. Les tenanciers de ces maisons de consommation auraient une certaine subvention tant qu'ils ne couvriraient pas leurs frais ; dans les lieux de réunion des jeux seraient installés, et il suffirait de payer une légère somme pour en profiter.

Quelques spectacles pourraient encore être donnés au bénéfice de la dite société.

CONCLUSIONS

En résumé, il faudrait, selon nous, pour lutter avantageusement contre l'alcoolisme :

1° En tant que maladie sociale,

Augmenter considérablement le prix actuel des boissons distillées, soit par une augmentation énorme de l'impôt sur ces boissons, soit à l'aide du monopole, mais avec garantie de diminution de production d'alcool, et fixer au débitant un prix de vente maximum ne lui laissant qu'un bénéfice minime sur ces produits ;

Diminuer les droits sur les boissons dites hygiéniques, et les produits servant à leur fabrication ;

Limiter le nombre des cabarets et les réglementer sévèrement ;

Faire respecter les lois existant déjà au sujet de ces cabarets ;

Punir l'ivrogne et surtout ses complices ;

Traiter l'alcoolique ;

Faire de la propagande antialcoolique.

2° En tant que maladie individuelle,

Dans les cas bénins, moraliser le malade ;

Dans les cas plus graves, l'interner dans un asile spécial pour y être *traité* et non *séquestré* ;

BARGY.

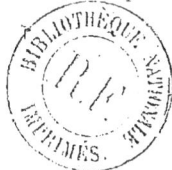

7

Et, s'il y a récidive, l'envoyer dans un asile de rigueur ;

Enfin comme complément de ces divers traitements, instituer une Société de patronage pratique.

BIBLIOGRAPHIE

PAR ORDRE ALPHABÉTIQUE

———

ALGLAVE. — *Revue générale internationale*, n° 1, 1896.

— In Rapport Guillemet sur le monopole de rectification de l'alcool, n° 2212, p. 83, 1897, et articles divers (journal *Le Temps*).

ANTHEAUME. — Étude de la toxicité des alcools et de la prophylaxie de l'alcoolisme. *Thèse* de Paris, 1897.

ASCHAFFENBOURG. — L'interdiction des ivrognes d'après la nouvelle loi locale. *Münch. med. Woch.*, 20 octobre 1896.

BAER (A.). — L'alcoolisme, ses effets et les moyens de le combattre. Berlin, 1878.

BAUZAN. — Du traitement de l'alcoolisme et de la dipsomanie par la strychnine. *Thèse* de Paris, 1895.

BELVAL (E.). — La lutte contre l'alcoolisme, in-8, 1895, et in *Mouv. hyg.*, 1894-95-96.

— 4° *Congrès international contre l'abus des boissons alcooliques*, tenu à La Haye en 1893 (*Mouv. hyg.*, septembre 1893).

BERGERON (J.). — La lutte contre les progrès de l'alcoolisme en Europe. *Rev. d'hyg. et de police sanit.*, août 1893.

BERGERON, LABORDE et DAREMBERG. — Discussion sur la prophylaxie de l'alcoolisme, in *Bull. de l'Acad. de méd.*, séances des 16 et 23 juillet 1895.

BERNER (H.). — Notes sur le régime de l'alcool en Norvège. *Revue polit. et parl.*, 1896.

BERTHÉLEMY. — *Discussion à la Société générale des prisons sur l'alcoolisme et la loi pénale.* Séance du 20 janvier 1897, in *Rev. pénit.*, février 1897.

BERTHELOT. — Sur les maisons de santé pour les buveurs habituels en Angleterre et en Amérique. *Rev. d'hyg.*, février 1882.

BIENFAIT. — Les asiles spéciaux pour alcooliques. *Mouv. hyg.*, février 1897.

BODE (W.). — Aufgaben und Erfolge der deutschen Mässigkeitbewegung, 1897.

CAMBSCASSE. — L'alcoolisme et le monopole de l'alcool. *Jour. des Prat.*, 2 janvier 1897.

CLAUDE (des Vosges). — Rapport fait au nom de la Commission d'enquête sur la consommation de l'alcool en France, 1887.

COCHERY. — *Discussion sur le régime des boissons.* Sénat, juin et novembre 1896.

COLIN (G.). — Prophylaxie de l'alcoolisme. *Bull. de l'Acad. de méd.*, 27 août 1895.

CORNIL. — *Discussion sur le régime des boissons.* Sénat.

CRISTOFINI. — Pourquoi et comment on doit combattre l'alcoolisme. *Thèse de Paris*, 1890.

CROTHERS. — Asiles américains d'alcoolisme. *Journ. americ. med. ass.*, 30 septembre 1893.

— Le traitement médical de l'alcoolisme. *Jour. am. med. ass.*, 7 novembre 1896.

DARIN. — Rapport de l'alcoolisme et de la folie. *Thèse de Paris*, 1896.

DESGUIN (V.). — De l'abus des boissons alcooliques ; ses causes, ses résultats, ses remèdes. In-8. Paris, 1876.

DROZ NUMA. — Le monopole de l'alcool en Suisse. *Rev. polit. et parl.*, 1895.

DUPUY (Ch.). — L'alcool et l'alcoolisme. Réformes de l'hygiène. *Rev. polit. et parl.*, novembre 1896.

ERISMAN. — Sur l'alcoolisme en Russie. *Rev. sanit. russe,* janvier 1897.

FABRICIUS. — Traitement rationnel de l'alcoolisme, *Med. News,* 4 mai 1895.

FALRET (Jules). — De la séquestration des alcooliques. *Soc. méd. psych.,* 1872.

FOREL. — Sur la cure des buveurs. *Gaz. des hôp.,* 5 mars 1895 et nombreuses brochures.

FOVILLE. — Moyens pratiques de combattre l'ivrognerie en France, Angleterre, Amérique, Suède et Norvège. *Ann. d'hyg.,* 1872.

GARNIER (Paul). — La folie à Paris, 1890.

— Internement des aliénés. Thérapeutique et législation, 1898.

— *Discussion à la Société générale des prisons sur l'alcoolisme et la loi pénale.* Séance du 17 février 1897, in *Rev. pénit.,* mars 1897.

GRANDEAU. — L'alcool, la santé publique et le budget. In-8, 1888.

GUILLEMET. — *Rapport sur le monopole de la rectification de l'alcool,* n° 2212. Chambre des députés, 1897.

JAQUET. — L'alcoolisme, novembre 1897.

JOFFROY. — Alcool et alcoolisme. *Gaz. des hôp.,* 26 fév. 1895.

— Des causes de l'alcoolisme et des moyens de le combattre. *Gaz. hebd.,* 22 novembre 1896.

— Les bouilleurs de cru et l'alcoolisme. *Gaz. des hôp.,* 5 décembre 1896.

— Alcoolisme chronique. Considérations étiologiques et recherches expérimentales. *Rev. scient.,* décembre 1897.

JOFFROY et SERVEAUX. — Mensuration de la toxicité expérimentale et de la toxicité vraie de quelques alcools et impuretés. *Arch. de méd. expér. et d'anat. path.,* 1895-96-97.

LABBÉ (Léon). — *Discussion sur le régime des boissons.* Sénat.

LABORDE. — La lutte contre l'alcoolisme. Les bouilleurs de cru. *Trib. méd.,* n°ˢ 36, 37, 39, 40, 41, 1896.

LABORDE. — Le projet de loi sur la réforme de l'impôt des boissons devant le Sénat, la question hygiénique. Paris, 1896, et *opuscule à l'usage des enfants.*

Laborde et Bergeron. —, Les mesures prophylactiques contre l'alcoolisme, proposition de vœu à l'Académie. *Bull. de l'Ac. de méd.*, 11 juin 1895.

Ladame. — De l'assistance et de la législation relatives aux alcooliques. *Congrès des méd. alién.*, tenu à Clermont-Ferrant, 1894.

Lancereaux. — Article Alcoolisme, du *Dict. encycl. des sc. méd.* (Dechambre).

— Étude comparée des effets produits par les différentes boissons spiritueuses. Conséquences à tirer de cette étude au point de vue de la prophylaxie de l'alcoolisme. *Bull. de l'Acad. de méd.*, 1886.

Lannelongue. — Discours à la Chambre des députés sur l'alcoolisme, 1896.

Layet (A.) et de Fleury (A.). — Eaux-de-vie, hygiène et thérapeutique. *Dict. encycl. des Sc. méd.*, 1885.

Leclerc (M.). — Moyens pratiques de substituer les boissons salutaires, 1874.

Legrand du Saulle. — Les alcoolisés. *Gaz. des hôp.*, 20 mars 1883.

Legrain. — Dégénérescence sociale et alcoolisme. Paris, 1895.

— Les asiles d'ivrognes. *Ann. polic.* Paris, mars 1896.

— L'alcoolisme au point de vue sociologique. *Rev. scient.*, 10 avril 1897.

— Sur le monopole de rectification, in journal *l'Alcool*, 1896-97.

Le Jeune. — Discours à la Société générale des Prisons sur la prophylaxie de l'alcoolisme. Séance du 16 décembre 1896, in *Rev. pénit.*, janvier 1897.

Lunier. — De l'origine et de la propagation des Sociétés de tempérance.

Magnan. — De l'alcoolisme : des diverses formes du délire alcoolique et de leur traitement, 1874.

Magnan. — Leçons cliniques sur les maladies mentales, 1893.

MAGNAN. — Des asiles spéciaux d'alcooliques. *Bull. méd.*, 28 juillet 1895.

MAGNAN et SÉRIEUX. — Traitement des buveurs d'habitude. *Méd. mod.*, 27 novembre 1895.

    —   —   Intoxication alcoolique, in *Traité de thérapeutique appliquée* de Albert Robin, 1897.

MARANDON DE MONTYEL. — L'asile projeté pour les alcooliques de la Seine. *France méd.*, 5 octobre 1894.

    —   La cure des buveurs à Ville-Evrard en 1894. *Bull. de thér.*, janvier 1895.

    —   Le traitement de l'alcoolisme et la liberté individuelle. *Bull. gén. de thérap.*, juin 1896.

    —   La thérapeutique de l'alcoolisme par l'internement prolongé des buveurs. *Rev. de méd.*, janvier 1897.

MASCART (Jean). — L'alcool et le monopole. *Rev. encycl. Larousse*, décembre 1896.

MEILHON. — Législation relative à l'alcoolisme. *Ann. méd. psych.*, mars 1895.

MOELLER. — Compte rendu du 5ᵉ Congrès international contre l'abus des boissons alcooliques, tenu à Bâle. *Mouv. hyg.*, 1895.

OBERDIECK. — De l'alcoolisme et son traitement rationnel. *Arch. f. Psych.*, XXIV, 1897.

PIERACCINI. — L'alcool et l'alcoolisme. Milan, 1892.

PUTEAUX. — *Congrès international de Bâle contre l'abus de l'alcool.* 1895.

RAU. — L'initiative privée et la loi en face de l'alcoolisme. *Mouv. hyg.*, XII, suppl. 1896.

REPOND. — De la responsabilité des alcooliques et du diagnostic différentiel de l'ivresse pathologique et de l'ivresse ordinaire. *Rev. méd. Suisse romande*, XV.

ROCHARD et LAGNEAU. — Discussion sur la prophylaxie de l'alcoolisme. *Bull. de l'Acad. de méd.*, 25 juin 1895.

Rocques. — Les conséquences hygiéniques de la monopolisation de l'alcool, in *Revue gén. des Sciences*, octobre 1896.

Rouby. — Hôpitaux d'alcoolisés. *Ann. méd. psych.*, sept. 1895.

Royer-Collard. — Alcoolisme, coma alcoolique, responsabilité légale des alcooliques. *Thèse* de Bordeaux, 1891.

Schrady. — Législation des asiles pour l'ivresse et les ivrognes invétérés. *Mém. de la Soc. méd. lég. de New-York*, 1874.

Sérieux (P.). — L'assistance des alcooliques en Suisse, en Allemagne, en Autriche. Création d'un asile spécial d'alcooliques, 1894.

     — Le traitement des buveurs, la prophylaxie de l'alcoolique. *Rev. int. de thérap.*, III, 1895.

     — Les asiles de buveurs. *Ann. d'hyg. publ.*, XXXV.

Sérieux et Mathieu. — L'alcool, 1895.

Tilkowsky. — Établissement de travaux forcés ou asile d'alcooliques. *Wien. med. Presse*, 1890.

Vallon (Ch.). — Discussion sur le traitement des alcooliques au *Congrès de méd. ment. de Clermont-Ferrant*, 1894.

Vallin. — La lutte contre l'alcoolisme. *Rev. d'hyg. et de pol. sanit.*, octobre 1897.

Van den Corput. — L'alcoolisme public et son traitement ; la loi de l'alcool. Bruxelles, 1896.

Van den Heurel. — La lutte contre l'alcoolisme aux États-Unis. *Rev. scient.*, 30 mars 1895.

Vanlaer (Maurice). — L'alcoolisme et ses remèdes. Le fisc et l'alcool. Remèdes moraux et remèdes légaux. *Corresp.*, 23 mai, 10 juin, 10 juillet 1897.

Vaquier (F.). — Conférences publiques sur l'alcoolisme, 1897.

Vidal (Georges). — Rapport à la Société générale des Prisons sur l'alcoolisme et la loi pénale. *Séance du 16 décembre 1896. Rev. pénit.*, janvier 1897.

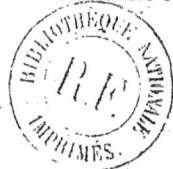

TABLE DES MATIÈRES

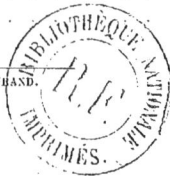

CHARTRES. — IMPRIMERIE DURAND.

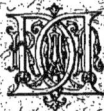

CHARTRES. — IMPRIMERIE DURAND, RUE FULBERT.

www.ingramcontent.com/pod-product-compliance
Lightning Source LLC
Chambersburg PA
CBHW071448200326
41519CB00019B/5665